AVEC LA COLLABORATION D'ISABELLE DELALEU

Retrouvez nos prochaines parutions, les ouvrages du catalogue et les événements à ne pas rater. Votre avis nous intéresse : dialoguez avec nos auteurs et nos éditeurs. Tout cela et plus encore sur Internet à :

http://blog.editionsleduc.com

Illustrations : Delétraz

Ouvrage dirigé par Anne Dufour

17, rue du Regard
75006 Paris – France
E-mail : info@editionsleduc.com
ISBN : 978-2-84899-364-5

Dr RAPHAËL BLAIRVACQ

MAIGRIR SELON VOTRE SILHOUETTE

14/6/12

LEDUC.S
ÉDITIONS

Avec la participation du Docteur Emmanuel Blairvacq.

Remerciements

Je dédie ce livre à mon Papa, le Docteur Jean-Claude Blairvacq et le remercie, à titre posthume, de m'avoir appris la rigueur et le respect d'autrui. Ce livre était son projet, il avait commencé à l'écrire et je me suis promis de le finir un jour.

Je remercie mon épouse Frédérique et nos enfants Antoine, Marceau et Céline pour leur patience et leur soutien.

À tous mes patients et patientes qui m'ont permis de m'améliorer chaque jour dans ma discipline.

Sommaire

Introduction 7

Chapitre 1 Déterminez votre profil 17
Chapitre 2 Votre silhouette, mon diagnostic, les solutions 27
Chapitre 3 Agir sur tous les fronts 35
Chapitre 4 À chaque silhouette sa solution minceur 81
Chapitre 5 Vous avez minci, stabilisez-vous ! 205

Annexes 215

Bibliographie 229

Table des matières 235

Introduction

MAIGRIR NE SUFFIT PAS ! Plus de deux femmes sur trois, quand elles se mettent au régime, ne souhaitent pas seulement perdre du poids mais plutôt embellir leur silhouette : aplatir leur ventre, redessiner leurs cuisses, gommer leurs hanches, affiner leurs bras et leur buste… Elles ne recherchent pas une perte de poids globale, mais au contraire localisée sur des points stratégiques dont elles ne sont pas satisfaites. Elles sont en quête, non seulement de minceur, mais aussi et surtout d'harmonie.

Pourtant, elles sont les premières à suivre n'importe quelle méthode à la mode qui, même si elle leur promet d'obtenir « une taille de moins », ou de « mincir du bas », n'est généralement qu'un énième régime, pâle copie d'un précédent… Il les fera sans doute fondre sur la balance, mais ne changera rien à leurs formes. « Un sablier restera sablier », dirais-je peu gentiment. Pire, plus on maigrit à tort et à travers, plus les défauts de la silhouette s'accentuent.

Toute perte de poids amplifie les déséquilibres. Par exemple, une femme trop forte des cuisses, après deux semaines de régime intensif, aura perdu 3 ou 4 kg… dans le ventre, les seins, le haut du visage, mais sa culotte de cheval sera identique, et même se verra encore plus ! Comme, déçue, elle stoppera son régime (d'autant que tout le monde lui trouve mauvaise mine, et pour cause…), elle reprendra rapidement 2 kg, lesquels viendront se loger… je vous le donne en mille, justement dans les cuisses ! Bilan de l'opération : des jambes encore plus fortes, une silhouette encore moins harmonieuse qu'avant, et un vrai désarroi…

Conclusion : le régime est une correction globale du volume du corps, mais il ne transforme pas la silhouette.

Un peu d'(e mon) histoire…

Toute ma jeunesse, j'ai entendu mon père, médecin nutritionniste, nous parler de ses patients. Il avait décidé de s'occuper des personnes en surpoids car son propre père (mon grand-père) était obèse et diabétique. C'était un passionné, qui prenait beaucoup de notes, travaillait d'arrache-pied sur chaque cas, et ne traitait pas des « kilos », mais des personnes. C'est lui qui m'a donné le goût et l'envie de faire ce métier, ainsi d'ailleurs qu'à mon frère.

Pendant mes études, j'ai souvent assisté à ses consultations. J'ai ainsi appris, à son contact, à établir un diagnostic, et à définir un traitement personnalisé pour chaque problème spécifique d'excès de graisse. Comme, parallèlement, je souffrais moi-même de quelques kilos superflus, cela m'a aussi permis de comprendre l'origine de mon problème et d'apprendre à le gérer. J'ai beau être nutritionniste, le peu que je mange, je le stocke, force est de le constater ! Le moindre « dérapage alimentaire » m'est rapidement « fatal »… Au fil des années, j'ai mieux compris mes points faibles, et si je stabilise mon poids, c'est tout simplement parce que j'ai appris à adapter mon alimentation à ma morphologie.

Car c'est ainsi : si certaines personnes peuvent manger beaucoup (et n'importe quoi) sans grossir, à l'inverse, d'autres « profitent » facilement, ce qui prouve que, dans la prise de poids, il y a plusieurs facteurs responsables, qu'il convient d'identifier pour mieux les combattre.

Dans mon métier, pour aider une personne à retrouver une silhouette équilibrée et harmonieuse, j'essaye tout d'abord de comprendre ce qui se dérègle lorsque le corps se met à grossir.

Comme le faisait mon père, je n'applique pas une méthode toute faite, toute prête, la même pour tous, mais j'utilise plusieurs outils, que j'associe selon les cas, pour que chaque patient ressorte de mon cabinet avec une stratégie d'attaque personnalisée. Ainsi, il a tous les éléments en main pour résoudre son problème…

Pourquoi ce livre ?

Certes, il aurait été pour moi beaucoup plus facile d'écrire rapidement un ouvrage qui vous offre « LA méthode » pour maigrir, et qui vous promette à tous et toutes un certain nombre de kilos en moins. Mais, je suis bien placé pour le savoir, chaque année, les librairies sont envahies de plusieurs dizaines de tels ouvrages, qui traitent toujours le poids dans sa globalité. Comme ils sont, l'année suivante, remplacés par d'autres livres aux titres et aux contenus similaires, on est en droit de douter de leur intérêt et de leur efficacité réelle !

C'est bien pour cette raison que je n'ai pas souhaité céder à la facilité, mais que j'ai préféré travailler sur un ouvrage qui refléterait réellement ma théorie du surpoids, et qui réunirait mes techniques pour lutter contre celui-ci.

Mon ambition est tout d'abord de vous aider à comprendre pourquoi vous êtes en surpoids, et pourquoi votre graisse se dépose à tel ou tel endroit et pas à tel autre. Cet ouvrage a pour but de vous aider à y voir plus clair, et de vous guider pas à pas pour vous sentir mieux. Si vous n'avez pas bien compris pourquoi vous preniez du poids, vous ne perdrez pas où vous voulez !

Il n'y a pas une graisse unique mais plusieurs graisses, il n'y a pas une cause de surpoids mais plusieurs, il n'y a pas un traitement mais plusieurs.

Comprendre, c'est maigrir un peu.

Petite histoire de la silhouette « sous toutes ses formes »

Souvent (corps de) femme varie

Contrairement à l'homme, la femme est, depuis la nuit des temps, caractérisée par des rondeurs dans la région du petit bassin, des fesses et des cuisses. La raison en est l'imprégnation hormonale tout au long de sa période de fertilité. Car cette distribution bien spécifique et localisée des réserves graisseuses (qui ne sont rien d'autre que des réserves d'énergie) est due au système de reproduction et à la maternité.

De la préhistoire à la Vénus de Willendorf

Depuis les temps préhistoriques en effet, lors des périodes d'opulence, d'alimentation abondante, les femmes stockaient d'importantes quantités de graisse, dans lesquelles l'organisme piochait allégrement ensuite, pour gérer l'allaitement ou pour utiliser ces réserves pendant les périodes de famine et de disette. Il est aisé de comprendre à quel point ces mécanismes de stockage pouvaient être utiles chez la femme de l'époque préhistorique, dont le plus clair de sa fort courte existence consistait à être enceinte et allaiter.

Aucun écrit ne nous a été légué de ces temps reculés, dont seules les fouilles archéologiques ont mis au jour de petites statuettes.

Une morphologie « lourde » est, dans beaucoup de cultures, perçue comme le symbole de la fertilité. La Vénus de Willendorf en offre un exemple. Cette statuette préhistorique, découverte en 1908 par l'archéologue Josef Szombathy, dans les environs du Willendorf autrichien, a des formes très prononcées et était probablement une statuette de la fécondité. Le corps de cette femme garantissait un grand nombre d'enfants et, à cette époque, c'était la meilleure assurance de survie pour l'espèce humaine.

La Vénus Callipyge fut retrouvée sur des gravures rupestres préhistoriques et représentait le critère premier de la beauté féminine.

De l'Égypte antique au XVIe siècle

L'ancienne Égypte est célèbre pour son art de l'embaumement. Hommes et femmes reflètent le même idéal de la beauté : corps souples et élancés. La femme présente une poitrine épanouie, la taille mince et les hanches marquées. Les premiers gestes de chirurgie esthétique remontent à cette époque.

Dans la mythologie grecque, les statues androgynes ont la taille mince et se font filiformes.

Au Moyen Âge, le corps est mince, lisse de tout poil, les seins se dénudent et sont mis en valeur par la taille du vêtement qui s'inspire de l'Orient.

Durant le XVe siècle, l'idéal féminin affiche des formes généreuses, tout est volupté et séduction.

Au XVIe siècle, les ouvrages de l'époque nous précisent avec intransigeance les canons de la beauté : seins petits et durs, hanches larges et cuisses épaisses.

Peter Paul Rubbens fait l'éloge de la femme bien en chair. Il écrit : « La femme… que tous ses mouvements et ses actions soient représentés de manière telle qu'on n'y perçoive rien qui tienne de l'homme ; mais que conformément à son élément primitif qui est le cercle et entièrement opposé à la forme robuste et virile. » Rubens trouvait de toute évidence une femme bien dodue beaucoup plus séduisante qu'une femme mince.

Aujourd'hui, les trois grâces seraient impitoyablement mises au régime par leur nutritionniste !

L'Aphrodite callipyge est révélée par ses formes parfaites.

Peut-être popularisée par Brassens et ses chansons qui explicitent la définition de callipyge (qui a de belles fesses en grec), l'expression n'en est pas moins impropre puisque l'on devrait plutôt parler d'Aphrodite callipyge pour être helléniquement correct. Néanmoins, on appelle Vénus callipyge les statues de la déesse de la beauté que l'on vénérait pour la perfection (certains diront l'opulence) de ses arrières.

Déjeuner sur l'herbe

La « Maya nue » (1800) de l'Espagnol Francisco Goya et les femmes dénudées qui firent scandale dans le *Déjeuner sur l'herbe* de Manet, font partie de ces beautés rebondies.

Tous ces artistes montrent des femmes qui seraient cataloguées d'obèses aujourd'hui. À leurs yeux et à ceux de leur public, elles symbolisaient la beauté.

À la fin du XVIIIe siècle, la Révolution française a libéré les artifices de la séduction, alors aux mains de l'aristocratie, et les a livrés au peuple. Vêtements, coiffures s'affranchissent pour exhiber les formes si longtemps dissimulées sous les perruques.

Au XIXe siècle, la femme est la Muse, l'Inspiratrice ; sa silhouette alanguie aux mains diaphanes évolue sous des étoffes souples.

À l'aube du XXe siècle, apparaissent les premiers salons de beauté.

Quand minceur rime avec séduction

Ce n'est qu'en 1908 que l'idéal de la beauté svelte a recueilli un certain succès. À l'époque, le créateur de mode français Paul Poiret sort une nouvelle ligne de vêtements qui annonce l'idée que les rondeurs ne sont plus au goût du jour.

Au lendemain de la Première Guerre mondiale, l'idéal féminin prend les traits de l'indépendance : silhouette androgyne, sans fesses ni poitrine, les cheveux courts, les genoux découverts.

Dans les années 1940, l'assureur Metropolitan Life Insurance Co. franchit un autre pas décisif dans la lutte contre l'obésité en concevant, sous l'impulsion du statisticien Louis Dublin, de nouvelles tables de poids.

En 1945, l'Amérique libératrice est adulée. L'idéal féminin s'identifie à la star du cinéma, idole du moment : taille fine, hanches rondes, corps pulpeux.

De plus, avec l'apparition du bikini, les dés sont définitivement jetés. Une beauté aux courbes en creux, musculeuse et bronzée, change le modèle occidental dans la seconde partie du xxe siècle.

Dans les années 1960, la Britannique Twiggy devient le symbole du nouvel idéal de beauté. Un idéal qui survivra encore jusque dans les années 1990 en la personne de la tout aussi maigre Kate Moss. Il suffit de regarder l'évolution des silhouettes dans les revues *Playboy*, elles sont passées de pulpeuses à anorexiques dans les années 1970. Ensuite, elles reprennent petit à petit des formes.

La féminité, dans sa fertilité, a représenté une véritable image corporelle. Durant des millénaires la femme a usé de mille et un stratagèmes pour apparaître à l'homme comme un objet de séduction. L'avènement des libertés féminines lui a fait prendre conscience de sa propre valeur. Dans sa recherche de la beauté, c'est plus souvent à elle qu'elle désire plaire d'abord. L'image de la beauté féminine est sans cesse entretenue par les médias.

Histoire de (tour de) taille

Avoir quelques kilos en trop n'est pas nécessairement un problème. Ce qui est important, c'est la répartition de ces kilos dans le corps. Une personne qui présente une accumulation de graisse dans la région abdominale court un plus grand risque de souffrir d'une maladie cardio-vasculaire ou du diabète.

À côté de l'IMC (Indice de masse corporelle, utilisé par les médecins pour évaluer le poids et le surpoids), il convient donc de mesurer également la distribution de la graisse corporelle. En effet, il est actuellement admis que la présence d'un excès de graisse au niveau de l'abdomen entraîne un risque accru pour la santé. Ainsi, un tour de taille supérieur à 88 cm chez la femme, et 102 cm chez l'homme, indique une obésité viscérale et un risque plus élevé de développer d'autres problèmes d'ordre clinique.

Une personne peut avoir un IMC normal, mais si son tour de taille dépasse la norme, le risque de développer des pathologies cardio-vasculaires augmente également.

Selon certaines études, un diamètre abdominal élevé multiplierait par trois le risque de mort subite d'origine cardiaque.

L'obésité androïde (du ventre) s'accompagne d'un nombre important d'affections associées, certaines étant responsables d'une augmentation de la mortalité. Pour les plus fréquentes, l'apport massif de graisses vers le foie entraînerait un excès de sucres dans le sang, trop d'insuline, trop de graisses et une tension trop élevée, le tout constituant le « syndrome X » (ou syndrome métabolique). Indépendamment des complications du diabète de type 2, on note une incidence plus grande de maladies.

Mesurer la graisse : les atouts de l'impédancemétrie

Jusqu'à assez récemment, l'excès de tissu adipeux était très difficile à évaluer quantitativement. Le praticien pouvait « palper » la graisse (technique du pli cutané) pour tâcher d'évaluer sa quantité, mais cela restait fort peu précis.

Aujourd'hui, de nouveaux outils permettent de définir précisément, chez une personne, son pourcentage de masse maigre et de masse grasse : tout particulièrement l'impédancemétrie. Basée sur le fait que les différents « tissus » du corps ne présentent pas la même conductivité, l'impédancemétrie, grâce à un courant très faible (absolument sans douleur et sans danger) permet de faire la différence entre ceux-ci. Elle distingue la masse maigre (muscles), la masse grasse, l'eau corporelle et la masse osseuse. Il est possible de se procurer, dans le commerce, des balances à impédancemétrie qui, même si elles ne sont pas parfaitement précises, permettent de se faire une idée très correcte de chaque patient.

Les différences homme/femme

On considère habituellement qu'un homme possède un tissu adipeux représentant 15 à 18 % de son poids corporel total, contre 22 à 25 % pour une femme. Ces chiffres reflètent la normalité.

J'ai rassemblé les impédancemétries de 1 000 patients.

Nous avons réalisé cette étude avec la Balance-Impédancemètre professionnelle Tanita BC 418 mA. Elle comporte un analyseur de la composition corporelle par segmentation. L'analyse est effectuée grâce à 8 électrodes permettant de réaliser les mesures au tronc, aux bras et aux jambes.

Chez la femme, nous remarquons que la graisse se dépose sur le bas du corps à partir de l'âge de 20 ans. Elle se situe plutôt au niveau abdominal après 40 ans.

Chez l'homme, la prise de poids au niveau abdominal augmente avec l'âge.

On remarque que la graisse se dépose au niveau du ventre à partir de 40 ans.

1

Déterminez votre profil

D'OÙ DEVEZ-VOUS MAIGRIR ? Quelle méthode adopter ? Pour le savoir, déterminez en premier lieu votre profil type… Grâce à lui, vous saurez tout ce que vous avez toujours voulu savoir sur votre silhouette, ses causes, et les façons de retrouver l'harmonie.

Si vous avez l'impression de vous retrouver dans plusieurs profils, ou qu'au contraire aucun ne semble correspondre exactement au vôtre, référez-vous à celui qui se rapproche le plus de votre cas. Pour vous aider, lisez attentivement les petits textes au-dessus des dessins (pages suivantes).

Profil 1

Surcharge pondérale de suralimentation

Vous êtes fort du buste. Votre visage s'est épaissi, ainsi que votre cou, votre poitrine et parfois votre ventre. Vous avez une bosse de graisse sous la nuque. *(Retrouvez tous les détails p. 81.)*

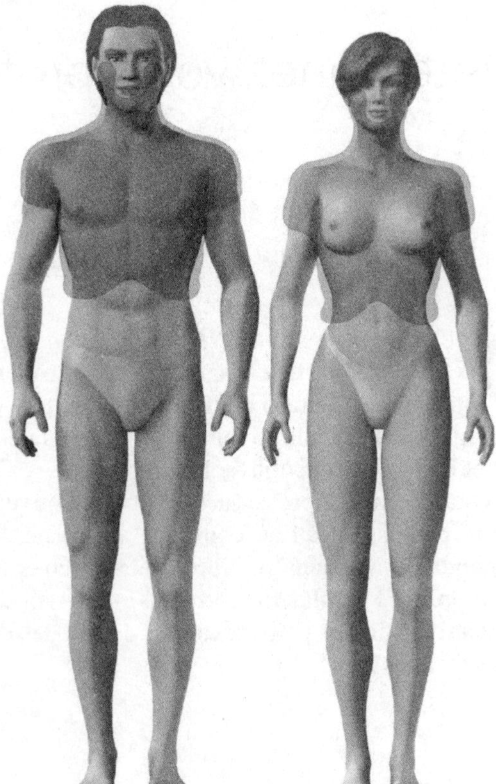

PROFIL 2

Surcharge pondérale de sédentarité

Vous étiez plutôt mince et sportif, mais depuis que vous avez arrêté l'activité physique, des poignées d'amour résistantes sont apparues. *(Retrouvez tous les détails p. 99.)*

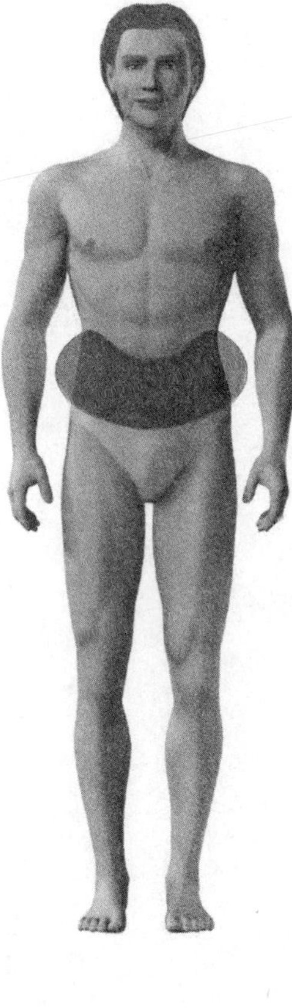

Profil 3

Surcharge pondérale abdominale nerveuse

Votre ventre est gros (avec du gras « en bouclier » sur l'avant de l'abdomen) mais aussi tendu. Il est souvent douloureux, surtout quand vous êtes stressé. *(Retrouvez tous les détails p. 115.)*

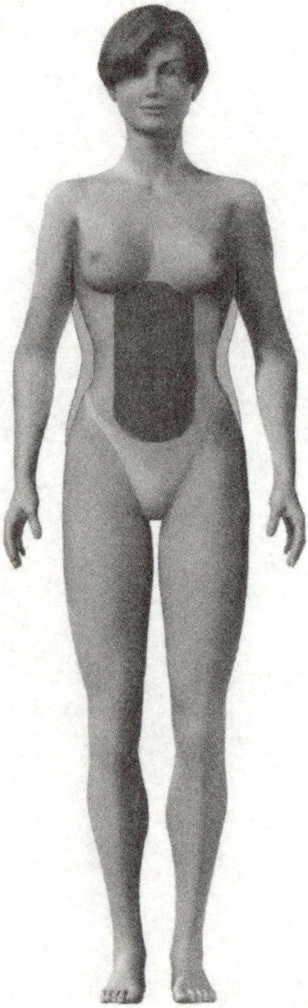

Profil 4

Surcharge pondérale athérogène

Votre ventre est proéminent et froid. Des vaisseaux le zèbrent. En plus, vous avez des poignées d'amour. *(Retrouvez tous les détails p. 131.)*

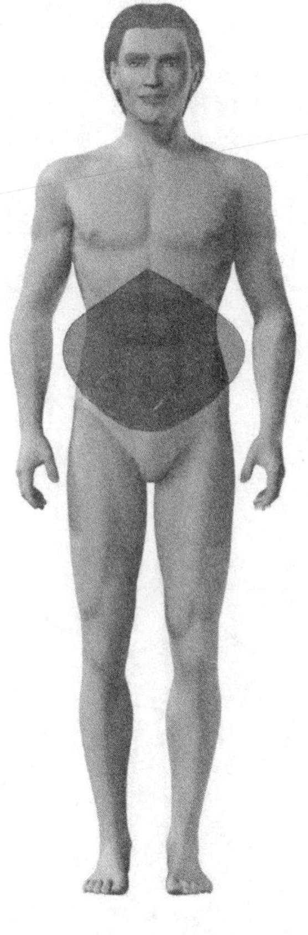

Profil 5

Surcharge pondérale prédiabétique

Vous avez de petites jambes maigres mais un gros ventre chaud. Parfois très gros. *(Retrouvez tous les détails p. 147.)*

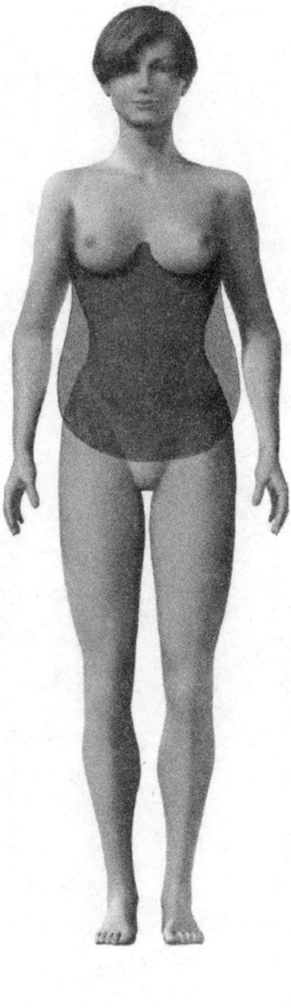

Profil 6

Surcharge pondérale glutéale, ou culotte de cheval

Votre buste est tout fin, parfois maigre. Vos cuisses et fesses, en revanche, sont envahies de graisse et de cellulite. *(Retrouvez tous les détails p. 162.)*

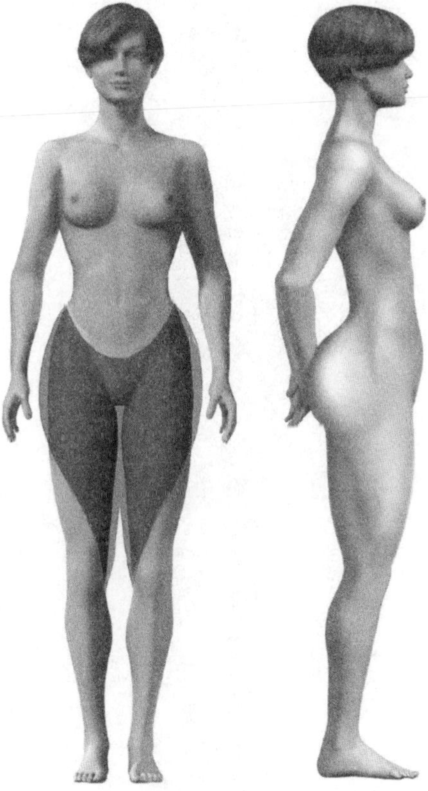

PROFIL 7

Surcharge pondérale héréditaire, ou culotte de zouave

Votre problème se situe entre les genoux et le nombril. Vous cumulez cellulite sur les cuisses et les fesses, et petit bedon. *(Retrouvez tous les détails p. 176.)*

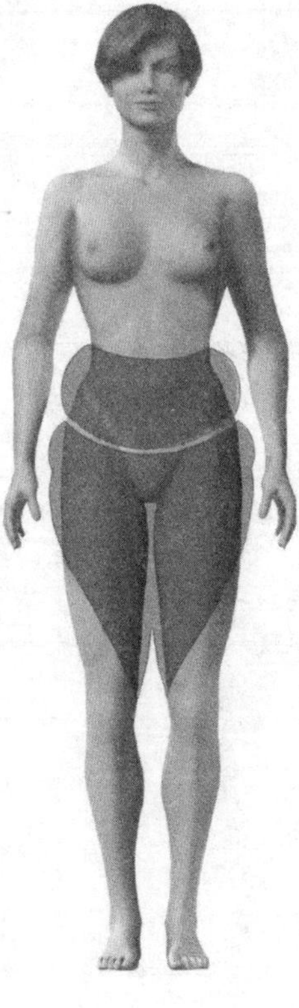

Profil 8

Surcharge pondérale circulatoire, ou bottes veineuse et lymphatique

Votre cellulite vous désespère. Vos jambes en sont envahies, mais elles sont aussi lourdes et gonflées. Vos chevilles sont épaissies. *(Retrouvez tous les détails p. 190.)*

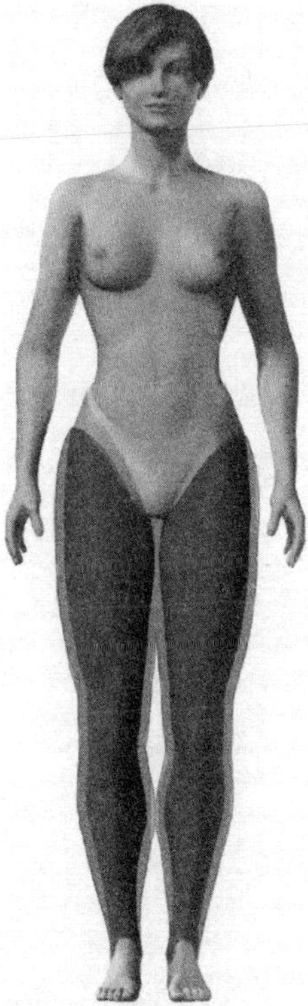

2

Votre silhouette, mon diagnostic, les solutions

Votre bilan personnel

La nature nous a faits tous différents, il n'est pas difficile de le constater. Question silhouette, on trouve absolument « de tout ». Certaines, menues (voire maigres) du buste, se désespèrent de leur « culotte de cheval », d'autres au contraire prennent « tout dans le haut du corps », ou « tout dans le ventre », d'autres encore ont des jambes « en poteau »… Pour résumer, il est, hélas, excessivement rare de voir les kilos excédentaires se répartir équitablement et harmonieusement des pieds à la tête. Non ! Les moindres excès viennent se loger inexorablement, comme une idée fixe, sur nos zones sensibles, sur les points faibles de la silhouette. Comme par un fait exprès, chaque nouveau kilo, systématiquement, s'additionne là où chacun en a le moins besoin, et là où il dérange le plus. C'est ce phénomène dont, le plus souvent, se plaignent tous ceux et celles qui franchissent la porte de mon cabinet. Pour compliquer la vie de ces personnes qui, déjà, se plaignent d'une dysharmonie, tout régime qui n'est pas strictement « ciblé » fait maigrir, certes, mais là où il ne faudrait pas, ce qui ne fait qu'aggraver le phénomène, amplifier encore les défauts. C'est une notion essentielle que chaque candidat à la minceur doit comprendre, s'il souhaite, véritablement, se transformer, mincir mais surtout retrouver l'harmonie de sa silhouette.

Pour le médecin que je suis, il est donc, avant tout, indispensable de déterminer, pour chaque homme ou chaque femme, où se situe son surpoids et ce à quoi il est dû, afin de lui établir les conseils personnalisés qui, seuls, lui permettront d'atteindre son objectif. Dans l'intimité de mon cabinet, après avoir vu défiler des centaines de patients, j'ai pu classifier les différents types de surpoids, de silhouettes. Dans mon « catalogue », j'en distingue huit. Ils varient selon la localisation des kilos excédentaires, mais aussi le bilan personnel de chaque individu : hygiène de vie, hérédité, stress, maladies, sexe… Chaque personne en surpoids entre dans l'une de ces huit cases. Cela peut paraître surprenant, mais c'est un fait établi, que je constate quotidiennement.

En examinant, depuis de nombreuses années, les surcharges pondérales, il s'est avéré que les sujets souffrant des mêmes dysharmonies racontaient des histoires similaires, accusaient des symptômes semblables, présentaient une répartition de la surcharge graisseuse à des endroits identiques, et éprouvaient les mêmes difficultés à perdre leurs kilos localisés. L'ensemble de la dysharmonie était donc le reflet de la cause de chaque surcharge…

Vous aussi, vous correspondez à un profil bien particulier. Ceci explique pourquoi votre silhouette est ainsi faite. Et, surtout, pourquoi vos défauts se sont amplifiés au fil des années, et des éventuels régimes que vous avez entrepris successivement. Si vous voulez mincir efficacement, uniquement d'où vous en avez besoin, et rééquilibrer votre silhouette, vous devez avant toute chose déterminer votre profil personnel et votre type de surpoids, qui se localise soit sur le haut, soit sur le bas du corps. Cette classification est obligatoire pour traiter spécifiquement chaque surpoids, y compris le vôtre.

Trois grands critères pour déterminer votre profil type

Quand je reçois un nouveau candidat à la minceur, j'effectue toujours mon diagnostic clinique en fonction de trois critères principaux.

- **La localisation de la graisse :** scruter ses régions de prédilection, regarder la peau, palper sa densité, évaluer sa température (la graisse peut être « froide » ou « chaude » selon les cas) est une première indication.
- **L'évolution de la surcharge pondérale :** il faut déterminer, en retraçant l'histoire personnelle de chacun, les critères de son apparition et de ses facteurs d'aggravation.
- **Les symptômes associés :** ils sont divers, mais on en trouve toujours, qu'il s'agisse de troubles circulatoires, de problèmes digestifs, de diabète… ils sont à prendre en compte.

Tous ces critères, recueillis patient après patient, pendant des années, figurent dans les portraits types que vous trouverez au fil des pages suivantes et qui vous aideront à faire votre bilan personnel.

Mon conseil : regardez-vous dans la glace, en sous-vêtements ou nu, en pied, avec suffisamment de recul pour vous voir entièrement et non pas de façon fragmentaire. C'est le seul moyen pour avoir de vous une image globale réaliste.

Les silhouettes androïdes (profils 1 à 5)

Les silhouettes androïdes correspondent à un corps « large du haut », assez masculin dans ses formes, ainsi qu'à une prise de poids sur le haut du corps (bras, cou, buste, ventre…). C'est la silhouette de prédilection de l'homme, chez lequel les excès vont quasi systématiquement se loger sur « la brioche », mais aussi de certaines femmes, surtout (mais pas uniquement) après l'âge de 40 ans, et plus encore après la ménopause, pour des raisons hormonales. Chez la femme, la graisse stockée s'installe soit sous la peau (devant les muscles, en sous-cutané, on peut alors l'attraper à pleine main), soit sous le plan musculaire. Chez l'homme, la graisse va surtout se loger en profondeur, derrière le plan musculaire.

La prise de poids sur le haut du corps est celle qui engendre le plus de problèmes de santé. En effet, diabète de type 2 et/ou hypertension artérielle (HTA) sont souvent corrélés à ces profils. D'où la nécessité de sa prise en charge, non seulement pour des raisons esthétiques, mais aussi médicales.

L'obésité viscérale ou androïde est associée à un risque cardio-vasculaire plus important que l'obésité gynoïde. La répartition du tissu adipeux joue un rôle important dans le cadre de l'évaluation des risques liés à l'excès pondéral et à l'obésité. La présence d'un excès de tissu adipeux intra-abdominal représenterait un meilleur marqueur du risque cardio-vasculaire que l'IMC. Chez les sujets ayant un poids normal (IMC < 25) mais présentant un excès de graisse viscérale, une perte de poids modérée (5 à 10 %) s'accompagnerait déjà d'une perte significative de graisse viscérale athérogène. Le tissu graisseux intra-abdominal est plus actif sur le plan métabolique. Il contient des cellules adipeuses insulinorésistantes plus hypertrophiques que celles du tissu graisseux sous-cutané. S'il s'y ajoute une alimentation de type « fast-food », on observe rapidement une augmentation des adipocytes abdominaux et viscéraux, le tout pouvant être accentué par le stress et l'alcool.

Initialement, le syndrome métabolique était caractérisé par la présence d'une obésité, de l'hypertension artérielle et des troubles du métabolisme lipidique.

Les cinq nouveaux critères de la classification IDF (International Diabetes Federation) sont :

- Obésité abdominale : les valeurs maximales de tour de taille sont abaissées, passant de 102 cm à 94 cm pour les hommes et de 88 cm à 80 cm pour les femmes.
- Taux de triglycérides sanguins supérieur ou égal à 150 mg/dl.
- Hypertension artérielle non traitée.
- Glycémie à jeun supérieure ou égale à 100 mg/dl (et non plus 110 mg/dl).
- Taux de HDL (bon cholestérol) abaissé.

Pour affirmer l'existence d'un syndrome métabolique, il suffit que trois de ces cinq critères soient présents.

Les silhouettes gynoïdes (profils 6 à 8)

« Gynoïde » : le terme est clair, ce type de surcharge concerne spécifiquement la gent féminine. Pourtant, toutes les femmes concernées ne souffrent pas forcément de surpoids important, encore moins d'obésité ! Bien localisée au niveau des fesses, des cuisses et des jambes, cette hantise de la quasi-totalité des femmes dès la puberté porte le doux nom de cellulite. Responsables : les hormones sexuelles présentes de la puberté à la ménopause. En effet, les cuisses sont sensibles à différentes hormones présentes chez la femme. La face externe de la cuisse est riche en cellules graisseuses réceptives à la progestérone. À l'inverse, la face interne de la cuisse, sillonnée de vaisseaux veineux, capillaires et lymphatiques, est, elle, sensible aux œstrogènes. La répartition et la localisation des kilos superflus, chez les femmes gynoïdes, seront donc fonction de l'équilibre entre la réceptivité accrue de la cellule graisseuse pour la progestérone, et celle des capillaires, veines et lymphatiques pour les œstrogènes. Une balance bien difficile à maîtriser…

Comment apparaît la cellulite ?

Le stockage des graisses (lipogenèse) s'effectue dans des lobules graisseux, situés juste sous la peau, qui renferment les adipocytes (cellules graisseuses). Quand la graisse est stockée de façon trop importante dans ces lobules, ceux-ci augmentent de volume et compriment les vaisseaux sanguins et lymphatiques. En conséquence, cette mauvaise circulation perturbe le drainage de l'eau (d'où problèmes de rétention d'eau) et de toxines. La rétention d'eau, associée à une dégénérescence des fibres de collagène, donne à la peau cet aspect capitonné baptisé « peau d'orange » peu flatteur et bien reconnaissable. Au fil des années, le relâchement cutané naturel aggrave le côté inesthétique de la cellulite.

Quasiment toutes les femmes présentent de la cellulite, alors que toutes ne sont pas en surpoids, loin de là… Toutefois, celles qui ont tendance à en souffrir, si elles prennent quelques kilos, verront leur problème s'accentuer, et auront la désagréable et démoralisante sensation que le moindre excès vient se localiser toujours au même endroit, c'est-à-dire là où il ne le faudrait surtout pas ! Malheureusement, nombreuses sont les femmes qui, pour tenter de faire disparaître cette redoutable ennemie, se mettent au régime voire s'affament… Hélas, le plus souvent sans résultats positifs, au contraire, puisque les autres régions du corps fondront sans que la cellulite ne prenne la fuite, ce qui rendra leur silhouette de plus en plus inesthétique et disproportionnée au fur et à mesure des privations. C'est souvent un engrenage duquel il est difficile de sortir. Plus que n'importe quelle autre graisse, la cellulite exige des mesures d'hygiène de vie et de diététique bien ciblées et précises, si l'on veut obtenir un vrai bénéfice sur la silhouette.

3

Agir sur tous les fronts

Un régime, pourquoi, comment…

Quel que soit votre profil, un régime ou, plus subtilement et plus simplement, de nouvelles habitudes alimentaires, sont la condition *sine qua non* d'une véritable transformation de votre silhouette. Si vous avez des problèmes de poids, c'est que « quelque chose cloche » dans votre façon de vous alimenter, et ce « quelque chose » doit impérativement être corrigé. Pour autant, il n'est pas question pour moi de vous proposer des régimes farfelus, de vous sous-alimenter, de vous frustrer et vous interdire tout plaisir. Il faut adapter votre alimentation à votre type de profil, pour traiter la cause de ce problème qu'est votre surcharge pondérale. Quand un patient vient me consulter pour la première fois, j'ai pour règle de lui expliquer que l'important n'est pas de maigrir, mais de maigrir d'où il en a besoin, et seulement de là. Cette constatation est également valable pour vous, qui avez acheté cet ouvrage. Un régime inadapté risque de vous faire perdre du visage et de la poitrine, par exemple, mais pas des cuisses et des fesses que vous souhaitiez affiner. L'objectif n'est alors pas atteint, ce qui est d'autant plus désolant que l'on a souffert… pour rien. Pire, la silhouette risque d'être encore plus déséquilibrée, puisque l'on aura aggravé les choses, accentué les défauts. C'est pour cette raison qu'il vous faut absolument un régime personnalisé selon votre propre morphologie.

Les conseils que je vous donne sont parfaitement adaptés à VOTRE problème de poids. Moins de sel, moins de sucre, plus de protéines… Chacun trouvera dans ces pages ses propres solutions alimentaires, ainsi que des idées de menus et des recettes personnalisées qui l'aideront à mincir sans frustration, efficacement, et à son rythme.

Les bons principes de tout régime

- Boire beaucoup… mais pas n'importe quand

Pourquoi ?

Il est essentiel, dans le cadre d'un régime, de boire beaucoup d'eau, au minimum 2 litres par jour (eaux diverses, tisanes non sucrées…). Nos urines évacuent hors du corps nos toxines, c'est-à-dire les déchets que l'organisme va brûler. Les reins (qui épurent 54 litres de sang par 24 heures) peuvent être considérés comme les camions poubelles de notre maison.

Combien ?

Les urines doivent être les plus claires possible. Les surveiller est le meilleur moyen de savoir si on boit suffisamment. Elles sont foncées ? Augmentez votre ration d'eau. Elles sont claires comme de l'eau ? C'est parfait, continuez ! Pour savoir si vous buvez assez, vos urines doivent être blanches vers 18 heures.

Quand ?
Il faut boire entre les repas. Par contre, en mangeant, mieux vaut limiter sa consommation de liquides. En effet, il faut éviter de dilater son estomac en mélangeant de la nourriture avec trop de boissons. D'autre part, les liquides avalés diluent les sucs digestifs venant de l'estomac, du foie et du pancréas, ce qui retarde le processus de digestion.

- Ne pas craquer

Se mettre au régime n'est pas facile, je suis bien placé pour le savoir ! Cela demande des efforts et de l'organisation, occupe l'esprit, nécessite de prendre de nouvelles habitudes... ce qui ne se fait pas en un jour. Et puis, si on se serre trop la ceinture, ou qu'on a faim... on craque. C'est pour cette raison que je vous propose, quel que soit votre profil, un régime assez souple. Il comprend trois principaux repas par jour, mais vous autorise également des collations (une dans la matinée, une autre dans l'après-midi et une dernière dans la soirée) : celles-ci ne sont pas « obligatoires », mais peuvent vous aider à gérer intelligemment vos fringales et petites « pointes d'appétit » ! Mieux vaut un goûter organisé, prévu à l'avance, et intégré dans la ration énergétique de la journée, qu'une barre chocolatée prise au distributeur sur un coup de tête ! Même si vous n'avez pas l'habitude de manger un petit quelque chose dans la matinée ou en fin de journée, ne laissez pas ces collations de côté par principe, mais programmez-les les jours où vous avez particulièrement faim, parce que vous avez eu une activité physique, parce que vous êtes en tout début de régime ou pour toute autre raison qui vous appartient... elles vous empêcheront de craquer sur n'importe quoi !

Connaître les nutriments indispensables

Tous les aliments que nous ingérons sont destinés à être utilisés par l'organisme, qui y puise de quoi fonctionner correctement. Hormis les vitamines, sels minéraux et oligo-éléments, les nutriments qui les composent sont de trois types principaux : les protéines, les glucides (c'est-à-dire les sucres) et les lipides (ou graisses).

Les protéines : elles sont en quelque sorte les « briques » qui permettent de construire cet édifice qu'est le corps humain. Elles composent plus particulièrement les muscles. On trouve des protéines dans plusieurs types d'aliments : les viandes ou volailles, les poissons, les œufs, les laitages et fromages. Les légumineuses en contiennent également (elles sont alors d'origine végétale et ce sont des protéines différentes).

Si on en consomme insuffisamment, ce qui arrive très fréquemment, ce sont les muscles qui en pâtissent et qui fondent...

Les glucides (ou sucres) : ce sont de grands fournisseurs d'énergie pour le corps. Généralement, on fait la différence entre les sucres « rapides » (on parlait autrefois des sucres simples, et aujourd'hui on emploie souvent la formulation « sucres à index glycémique élevé »), et les sucres « lents » (sucres « complexes » ou « à index glycémique faible »). Les premiers sont contenus dans les bonbons, sucreries, confitures, miels, gâteaux, sodas... Les sucres « lents », eux, se trouvent dans les féculents, les légumineuses, les céréales et leurs dérivés (pain complet ou intégral, blé cuit...). Toutefois attention, les pommes de terre, les pâtes ou le riz très cuits (car la notion d'index glycémique varie selon le degré de cuisson), les céréales de petit déjeuner apportent des sucres « rapides ». Ce sont donc des produits à limiter, voire à éviter selon votre profil.

→

Quant aux fruits, ils apportent eux aussi des sucres, mais la plupart d'entre eux peuvent être consommés lors d'un régime : seuls quelques-uns sont déconseillés, voire interdits.

Fruits autorisés (équivalent d'une ration)

150 g de fraises
200 g de framboises
100 g de groseilles
100 g de rhubarbe
2 mandarines
1 petite nectarine
1 petite orange
½ pamplemousse
1 grosse pêche
1 petite pomme
3 petites prunes
1 poire
1 branche de raisin

Fruits à limiter
Mangue (½), kiwi (2).

Fruits interdits (en raison de leur index glycémique élevé)
Cerise, melon, pastèque, ananas, abricot, banane.

Les lipides (ou graisses) : on les accuse de tous les maux, et pourtant les graisses sont indispensables à l'organisme ! Elles sont très énergétiques (bien plus que les sucres ou les protéines), mais composent également une bonne partie du corps humain (elles entrent, par exemple, dans la fabrication des hormones ou des membranes cellulaires). Dans la pratique, on distingue les « bonnes graisses » (celles qui sont d'origine végétale, comme les huiles, les fruits oléagineux...) des « mauvaises graisses » (d'origine animale : charcuteries, viandes, fromages, beurre et crème...). Ces dernières ont une fâcheuse tendance à se déposer dans les artères et à faire ainsi le lit des maladies cardio-vasculaires.

Comme il ne faut pas se priver totalement de graisses (puisqu'elles sont indispensables), on conseille de réduire toutes celles d'origine animale et de surveiller attentivement toutes les graisses cachées dans la majorité de ce que nous avalons : plats industriels, gâteaux sucrés ou salés, viennoiseries, chips, sauces...

Au resto…

- ***Avant de partir…***

Prenez un Mini Babybel® Light. Celui-ci absorbera l'alcool non sucré et permettra de ne pas le transformer en graisse.

- ***À l'apéritif***

Prenez du champagne ou un jus d'orange frais. Rappelons qu'un Porto ou un Martini est l'équivalent de 10 sucres. Concernant les canapés, préférez ceux sans pain. Évitez les chips et les cacahuètes.

- ***En entrée***

N'hésitez pas à manger du foie gras ou du saumon fumé mais évitez le pain brioché ou les toasts. Ne regardez pas le pain blanc ou les mini-pistolets qui se trouvent à table, ils contiennent des sucres qui vont fixer toutes les graisses. Concernant le vin, commencez à le déguster après avoir mangé la moitié du premier plat.

- ***Plats***

Évitez pain, pâtes, riz et pommes de terre qui accompagnent votre plat principal. Préférez un légume.

- ***Fromage***

Évitez le pain, préférez un bon vin pour accompagner votre fromage.

- ***Dessert***

Un fruit. Essayez de le prendre au moins une heure après la fin du repas.

- ***Café***

Si vous sucrez votre café, employez toujours de l'édulcorant car le petit morceau de vrai sucre va fixer toutes les graisses du repas.

Les mécanismes du surpoids

La prise et la perte de poids sont de simples questions d'équilibre entre la fabrication et la destruction de la graisse. J'estime que comprendre c'est déjà guérir ou, du moins, agir. Aussi, pour les plus curieux d'entre vous, je vais tâcher d'expliquer comment et pourquoi ces deux phénomènes inverses se mettent en place.

Comment fabrique-t-on de la graisse ?

La fabrication des graisses est essentiellement régulée par l'insuline.

L'insuline est une hormone sécrétée par le pancréas. Elle agit à plusieurs niveaux. D'une part, elle « ouvre la porte des cellules graisseuses » aux sucres. D'autre part, elle aide aussi à la fabrication des graisses de réserve en captant les acides gras venus de l'alimentation, tout en favorisant leur synthèse (fabrication). Enfin, elle stimule l'enzyme nécessaire à la fabrication de ces graisses. Vous imaginez tout de suite la catastrophe que peut entraîner l'excès de sécrétion d'insuline : les portes des cellules graisseuses s'ouvrent exagérément, le processus de fabrication s'emballe… Donc, vous grossissez.

Toutefois, l'insuline n'est pas seule en cause. En effet, le stockage des graisses est sous le contrôle de l'adrénaline. Cette autre hormone (sécrétée par les glandes surrénales, qui sont situées sur le sommet des reins) stimule certains récepteurs.

Car il faut savoir que chaque cellule graisseuse (ou adipocyte) porte des récepteurs (ou capteurs), sortes d'interrupteurs qui sont commandés par l'adrénaline et qui, sous son impulsion, déclenchent une réaction métabolique. Certains d'entre eux, les capteurs Alpha, maintiennent le stockage des graisses. D'autres, au contraire, les capteurs Bêta, favorisent la désintégration des graisses.

Grâce aux travaux du Professeur Max Lafontan et de ses collaborateurs de l'Inserm de Toulouse, on sait que l'équipement en capteurs Alpha et Bêta des adipocytes est différent d'une région à l'autre du corps. Par exemple, le tissu fémoral (cuisses) contient 15 % de récepteurs Alpha pour 85 % de Bêta, alors que le tissu abdominal profond contient plus de capteurs Alpha que de Bêta. Cela explique une loi de fait que nous avons souvent constatée cliniquement : la graisse abdominale profonde peut se résorber assez facilement, il suffit de bloquer le processus de remplissage. En revanche, la graisse de la région fessière et des membres inférieurs est plus résistante.

Donc, quand une patiente maigrit mal, elle se plaint car elle perd d'abord sa poitrine tandis que ses fesses et cuisses restent.

Elle dépend aussi de la thyroïde, des hormones ovariennes (œstrogènes et progestérone) et testiculaires (androgènes), ainsi que de l'hypophyse (petite structure cérébrale).

- QUI est sensible à QUOI ?

Établissons une « carte » de ces différentes zones d'influences *hormonales*.

- **La région abdominale** est la zone de grande influence *insulinique* : toute personne qui a un excès de graisse entre la poitrine et les fesses régule mal son insuline. Si l'on affine l'observation, on remarque que la graisse est susceptible de s'établir dans la profondeur de l'abdomen, ce qui donne au ventre un aspect bien arrondi, comme un tonneau. Elle occupe les couches superficielles situées sous la peau. Elle peut être très gênante mais ne constitue pas de danger grave.

- **Les fesses, les jambes et les bras** sont sous l'influence des *hormones ovariennes* et se caractérisent par leur incapacité à bien se vider. La mauvaise combustion peut être provoquée par des troubles circulatoires (dans ce cas, les zones concernées sont les cuisses, les mollets, et les bras) ou par une mauvaise régulation hormonale (dans ce cas les zones concernées sont les hanches et l'intérieur des genoux).
- **Le haut du corps** (visage, cou, épaules) est sous l'influence *cortisonique*, et se remplit généralement lorsqu'il y a surabondance alimentaire ou prise thérapeutique de cortisone.

Il y a aussi une stimulation de la sécrétion d'insuline, favorisant ainsi la lipogenèse.

• Comment les sucres se transforment-ils en graisses ?

Quand un patient vient pour la première fois, je tiens toujours à lui expliquer pourquoi il prend du poids. Je lui montre d'abord un phénomène tout simple mais bien réel.

« Quand vous mettez un sucre dans votre bouche, dis-je, celui-ci se transforme soit en graisse soit en énergie. »

Parfois, mon patient me répond : « Mais je ne mange pas de sucre. » Ce à quoi je réponds : « Le sucre, ce n'est pas seulement le carré que vous mettez dans votre café c'est aussi le chocolat, les bonbons, les caramels et également le pain, les pâtes, le riz, les pommes de terre. »

Chez certaines personnes, le pancréas produit trop d'insuline, hormone qui favorise le stockage des graisses. Je fais la comparaison suivante : l'insuline est le portier qui ouvre la porte de la cellule graisseuse et qui appelle les sucres à se stocker en graisses.

Et alors vient la question suivante. Mais pourquoi le pancréas de certaines personnes produit-il trop d'insuline ?

Il y a plusieurs causes : l'alimentation trop riche en sucres, l'inactivité sportive, l'hérédité et le stress.

Je leur explique alors que s'ils suppriment les sucres, nous allons obtenir la réaction inverse : les graisses de réserve vont disparaître, car elles vont se transformer en sucres.

Intéressons-nous de plus près à cette hormone-clé du métabolisme énergétique. C'est elle qui permet d'utiliser et de stocker l'énergie.

L'insuline, hormone-clé du métabolisme

L'insuline, responsable de l'utilisation de l'énergie alimentaire, jouerait le rôle d'un accélérateur du vieillissement quand elle est produite en trop grande quantité. De nombreuses études scientifiques récentes démontrent que la résistance à l'insuline avec l'hyperinsulinémie contribueraient au vieillissement prématuré ainsi qu'aux perturbations métaboliques telles que diabète (type 2), obésité, hypertension, augmentation du cholestérol (LDL), artériosclérose, syndrome de fatigue chronique, dépression, etc.

Certains facteurs environnementaux tels que la nutrition influencent notre espérance de vie, notre énergie mais aussi notre qualité de vie. Notre civilisation occidentalisée a vu se propager à la fin du siècle dernier une épidémie de maladies cardio-vasculaires, de diabète et d'obésité. La surconsommation de sucres, associée à l'inactivité physique, est la principale responsable de ce désastre. Le développement de ces maladies est engendré à hauteur d'environ 30 % par des causes génétiques et à 70 % par des causes environnementales incluant l'alimentation.

- Les ravages de l'insuline « en excès »

Une élévation permanente du glucose sanguin et de l'insuline peut engendrer à long terme une résistance à l'insuline (le sucre ne pénètre plus facilement dans la cellule). Les conséquences directes sont un vieillissement prématuré de notre organisme, de l'hypertension, des maladies coronaires ainsi que de l'artériosclérose. Le mécanisme « glucose/insuline » doit être régulé au mieux pour être en bonne santé, avoir de l'énergie, brûler ses graisses et construire du muscle.

Contrairement aux autres hormones qui déclinent avec le vieillissement, l'insuline augmente avec l'âge chez beaucoup d'individus. Les tissus (foie, muscle et cellules graisseuses) répondant à l'insuline pour baisser le taux de sucre sanguin deviennent de plus en plus résistants à son action. La conséquence métabolique directe est une activité accrue du pancréas qui sécrète de plus en plus d'insuline pour maintenir un taux de sucre sanguin normal. Ce phénomène est aussi surnommé le « pseudo-diabète du vieillissement ».

- Le grand secret

Le plus important pour garder une santé optimale et retarder le vieillissement est de maintenir un bon degré de sensibilité à l'insuline. Le véritable secret est de conserver un taux d'insuline et un taux de sucre sanguin modérés et surtout stables. L'hypersécrétion d'insuline est nécessaire uniquement après l'effort physique afin de recharger le muscle en glycogène (sucre stocké dans les tissus musculaires).

- Les deux principaux facteurs d'excès d'insuline

Il y a de nombreux facteurs d'excès d'insuline mais les plus importants sont **l'inactivité physique** et **l'excès d'hydrates de carbone (sucres) dans l'alimentation** et particulièrement les aliments qui possèdent un index glycémique (IG) élevé (pommes de terre, bananes, pain blanc, pâtisseries, sodas, jus de fruits, etc.). Les sucres contenus dans ces aliments passent relativement vite dans le sang et provoquent par conséquent une augmentation rapide du taux de sucre sanguin et de l'insuline. L'énergie fournie par ces aliments n'est que de courte durée laissant rapidement la place à une fatigue et une lassitude qui incitent de nouveau à manger. Si vous accordez de l'importance à votre apparence physique, il faut diminuer les glucides (sucres) dans votre alimentation ; l'insuline sera abaissée et ainsi vous pourrez gommer l'excès de graisse corporelle.

• Principaux facteurs responsables d'une résistance à l'insuline (insulinorésistance)

- Sédentarité.
- Alimentation riche en sucres (pain, pâtes, riz, sodas, pommes de terre, etc.) provoquant une charge glycémique élevée.
- Alimentation riche en graisses saturées (viandes grasses, beurre, etc.).
- Alimentation pauvre en protéines (viande maigre, poisson, légumineuses, œuf, etc.).
- Alimentation pauvre en fibres (végétaux tels que les fruits et les légumes).
- Déficiences en acides gras oméga 3 (poissons des mers froides, huile de lin, noix, etc.).
- Déficience en minéraux et en vitamines (calcium, chrome, vanadium, magnésium, vitamine A, zinc, caroténoïdes, etc.).
- Excès de stress.
- Excès de tabac.
- Excès d'alcool.

• Index glycémique (IG)

L'index glycémique évalue les différents types de sucres (pâtes, riz, céréales, fruits et légumes) selon leur digestion et donc la vitesse de pénétration de leurs sucres dans le sang.

L'index glycémique est beaucoup utilisé par les personnes désireuses de perdre du poids, d'augmenter leur énergie ou encore d'améliorer leurs performances physiques.

La clé de l'amaigrissement

• Pourquoi grossit-on ?

Il y a plusieurs raisons. Soit on mange trop de sucres par rapport aux protéines, soit on absorbe trop de graisses.

Pour maigrir, il faut réduire ses sucres par rapport aux protéines, ainsi que diminuer les mauvaises graisses et manger des bonnes graisses (en limitant celles d'origine animale).

• Quelques règles simples pour contrôler le taux de sucre sanguin et d'insuline

1. **Ne jamais manger trop à la fois.** Tout excès alimentaire est converti en graisse corporelle. Ne restez pas indéfiniment à table.
2. **Ne sauter aucun repas.** Attendre trop longtemps sans manger « cannibalise » vos tissus musculaires. Quand votre organisme constate qu'il est privé de nourriture, il sécrète une enzyme – la lipoprotéine lipase – en grande quantité, laquelle favorise le stockage de la graisse.
3. **Manger des fruits et légumes** de saison permet d'apporter les vitamines et les minéraux nécessaires en plus grande quantité selon les besoins du moment.
4. **La consommation de protéines et de graisses** au cours d'un repas diminue la rapidité de transformation des

sucres en glucose dans l'organisme, ce qui évite l'hyperglycémie après manger et par conséquent une élévation trop importante du taux d'insuline. Les fibres diminuent aussi l'entrée du sucre (fruits et légumes riches en fibres et possédant un index glycémique faible).

5. **Utiliser des acides gras en huiles et suppléments.** Les acides gras essentiels ne peuvent être fabriqués par votre corps alors qu'ils sont nécessaires à de nombreuses fonctions physiologiques. Les lipides sont indispensables pour réguler votre taux de sucre et une quantité adéquate est recommandée pour l'utilisation de nos graisses corporelles. Un petit peu d'acides gras oméga 6 et oméga 3 (rapport maximum 4/1) par repas est recommandé.
6. **Modérer les aliments à index glycémique élevé** et favoriser les aliments à index glycémique bas pour maîtriser votre taux d'insuline. Rappelez-vous de combiner des protéines et des graisses pour stabiliser la production d'insuline. Essayez de ne pas utiliser des glucides seuls à l'exception d'un fruit à index glycémique bas et riche en fibres.
7. **Contrôler la quantité de glucides.**
8. **Éviter de trop cuire les aliments.** En plus de la perte des minéraux et vitamines, la cuisson intensive d'un aliment renfermant des sucres, lents ou rapides, augmente son index glycémique et par conséquent le taux de sucre dans le sang ainsi que la réponse de l'insuline.
9. **Supplémenter son alimentation** pour diminuer la résistance à l'insuline : chrome, acide lipoïque, oméga 3 (huile de poisson), coenzyme Q10, sylmarine (chardon-marie).
10. **Faire de l'exercice régulièrement.** Pratiquer une activité physique adaptée et régulière augmente le métabolisme.

Les conséquences directes d'une activité physique sont une réduction des graisses corporelles et une augmentation des muscles. Cela engendre une diminution de la résistance à l'insuline. Or moins d'insuline = moins de poids et de risques santé.

- Comment brûle-t-on de la graisse ?

Les graisses fabriquées et stockées dans le tissu graisseux constituent une réserve de carburant importante : presque un million de calories, soit jusqu'à 18 % du poids de l'homme et jusqu'à 25 % du poids de la femme. L'utilisation de cette réserve et, par conséquent, l'élimination des graisses, s'appelle la lipolyse.

La lipolyse obéit à un processus chimique un peu complexe sur lequel je serai assez bref. Pour que les graisses stockées soient restituées sous forme de carburant, il faut qu'elles soient « désintégrées » afin de revenir à leurs constituants de base, c'est-à-dire des sucres et des acides gras. Il faut donc que la cellule graisseuse, qui fabrique et stocke la graisse, soit en mesure de déclencher cette opération de désintégration, donc qu'elle fonctionne parfaitement bien (ce n'est pas toujours le cas).

Pour obtenir une bonne lipolyse, il faut :

1. **Supprimer tous les sucres** excepté le pain complet le matin.
2. **Associer les viandes blanches** (volailles ou poissons) **et les légumes** (sans pain, pâtes, pommes de terre ou riz).
3. **Fractionner la nourriture :** trois repas et quatre collations.
4. **Manger des fruits entre les repas.**
5. **Boire abondamment de l'eau entre les repas.**
6. **Prendre un petit déjeuner équilibré :** ce premier repas ne fait jamais grossir. Par contre, tout ce que

l'on mange le soir, oui. Le corps humain consomme 10 calories à la minute le matin, 5 calories à midi, 2 calories le soir et 1 calorie la nuit.

- Question d'équilibre

Si vous m'avez bien suivi, vous comprenez maintenant que d'un côté le corps consomme de la graisse pour faire face à ses besoins lorsqu'il n'est plus alimenté en sucre-carburant (lipogenèse) et que de l'autre il brûle ces graisses de réserve en pourvoyant à un certain nombre de dépenses énergétiques (lipolyse). Cela constitue les deux mécanismes de base.

Pour connaître dans sa totalité le fonctionnement de la graisse, il faut maintenant ajouter un autre paramètre : la régulation de ces deux mécanismes. Tout se passe comme s'il y avait des sortes d'agents de police qui réglaient (et parfois entravaient) le circuit et le bon fonctionnement des graisses.

Du sport, pourquoi ?

On ne compte plus ceux et celles qui veulent maigrir, mais qui se refusent à faire du sport, ou même simplement à pratiquer une activité régulière. C'est quasiment devenu une règle générale, comme si bouger était une corvée qu'on souhaitait éviter coûte que coûte. Pourtant, on peut dire que « la sédentarité est mère de tous les vices » (ou presque !). En tout cas, dans le cadre du surpoids, elle est un facteur très fréquemment retrouvé (pas seulement dans le profil de l'obésité sédentaire), contre lequel il faut lutter !

Soyons clair : le sport proprement dit ne fait pas maigrir. Plus précisément, vous ne pouvez pas compter sur lui seul pour retrouver une silhouette harmonieuse :

cela ne suffira pas ! Mais, dans le cadre d'un régime approprié, ciblé, et de règles d'hygiène de vie assorties, il devient un véritable atout qui peut vous aider à accélérer vos transformations corporelles, à vous sentir mieux mentalement et physiquement, assez rapidement. Vous le constaterez par vous-même.

10 bonnes raisons de se mettre enfin au sport…

1. **Pour perdre des calories :** toute activité physique fait dépenser de l'énergie, donc des calories. Comme le poids dépend non seulement des « entrées » énergétiques (alimentation), mais aussi des « sorties » (dépenses physiques), si vous augmentez ces dernières, vous accentuez la perte de poids et accélérez votre amincissement. D'autre part, dans les premières minutes du sport, le corps utilise comme « carburant » ses réserves de sucres, immédiatement disponibles. Quand celles-ci sont épuisées, il se sert alors des graisses, ce qui accentue la fonte graisseuse. D'où l'intérêt d'un exercice doux mais prolongé…
2. **Pour tonifier le corps :** rien de tel que le sport, qui développe la musculature, pour redessiner la silhouette. Les abdominaux, les biceps, les fessiers, les pectoraux, les cuisses sont plus fermes, plus musclés, cela se voit et se sent au toucher !
3. **Pour améliorer la fonction cardio-respiratoire :** un cœur bien entraîné par un exercice régulier travaille plus efficacement et fonctionne mieux. Il gagne en puissance, se fatigue moins vite, devient plus résistant. Même chose pour le système respiratoire qui s'habitue ainsi à être plus performant. C'est un gain pour la santé en général.
4. **Pour renforcer le système osseux et articulaire :** un minimum d'entraînement physique est bénéfique

à tout âge pour maintenir en bon état les os et les articulations.

5. **Pour améliorer la sensibilité à l'insuline :** l'exercice physique mobilise le glycogène (sorte de « réserve sucrée ») des muscles, et entraîne à la fois un déstockage du glucose et une meilleure sensibilité des muscles à l'insuline, ce qui permet de réguler efficacement la balance stockage/dépense des sucres ingérés. Cela est bénéfique pour tous ceux et celles qui ont des perturbations du système insulinique.
6. **Pour garder ou augmenter la masse musculaire :** quand on suit un régime, les muscles ont tendance à fondre eux aussi, même si on consomme une bonne dose de protéines (qui contribuent à préserver le capital musculaire). Les faire travailler évite de dilapider ce capital et permet même de le faire fructifier.
7. **Pour augmenter le métabolisme de base :** c'est une notion un peu complexe mais fondamentale dans le cadre d'une perte de poids. Le métabolisme de base correspond à l'énergie dépensée par le corps pour maintenir ses fonctions vitales quand il est au repos. C'est en quelque sorte le « minimum syndical » en matière d'énergie dépensée par votre organisme. Or, plus la masse maigre (c'est-à-dire la masse musculaire) est importante, plus le corps brûle, même au repos. Plus votre corps sera musclé, plus vous dépenserez d'énergie, même en lisant votre journal dans votre canapé ou en dormant !
8. **Pour ne pas reprendre de poids :** vous n'y êtes pas encore, mais une fois votre programme minceur terminé, il est scientifiquement prouvé que le risque de reprise de poids est plus important si vous ne faites pas d'activité physique.
9. **Pour booster son moral et chasser le stress :** toute activité physique déclenche dans le cerveau la sécrétion

d'endorphines, des molécules naturelles proches de la morphine, qui procurent une douce sensation de bien-être et d'euphorie. En clair, on se sent bien ! Le travail d'endurance, tout particulièrement, aide à chasser le stress, à se vider la tête, à oublier ses soucis et à se sentir agréablement fourbu. La qualité du sommeil s'améliore et tout l'organisme en profite. Pour les anxieux et ceux qui ont souvent des coups de blues, il est prouvé que le sport réduit l'anxiété et aide à lutter contre la dépression.

10. **Pour réduire l'appétit :** immédiatement après un effort physique soutenu, l'appétit diminue et, à terme, les habitudes alimentaires s'améliorent, permettant un meilleur équilibre énergétique.

Les mauvaises raisons de ne pas faire de sport

- « Je n'ai pas le temps »

Nul ne vous oblige à trois rendez-vous sportifs hebdomadaires d'une heure et demie, quand vous avez déjà un emploi du temps très (trop) chargé ! Mais il est facile de trouver 15 minutes par jour pour faire quelques mouvements de gym, pour marcher dans la rue, etc. Et puis, vous pouvez démarrer en douceur. N'hésitez pas non plus à vous joindre à un(e) ami(e) ou un groupe, pour vous motiver : balade en VTT à plusieurs, cours d'aquagym où vous retrouvez des gens sympathiques ; tout cela vous pousse à bouger ! Si vous décidez de vous inscrire à un cours, bloquez le créneau horaire sur votre agenda pendant plusieurs semaines, vous ne l'oublierez pas et pourrez vous organiser à l'avance : plus d'excuse !

- « Je n'aime pas ça »

Mais que n'aimez-vous pas, précisément ? Le jogging qui vous épuise par avance ? La sueur qui dégouline après un effort violent ? Pas de problème, il existe une multitude d'activités et, forcément, vous pouvez en trouver qui correspondent mieux à vos goûts, vos envies et vos possibilités physiques ! Pourquoi ne pas opter pour la danse orientale, le roller, le kayak, l'escalade, la voile, la randonnée ou même des activités moins « physiques » comme le yoga, la gymnastique d'entretien... Il y en a une infinité ! Cherchez bien, vous allez forcément trouver une discipline qui ne sera pas un pensum...

• « Je ne veux pas me mettre en petite tenue/ maillot de bain, etc., car je suis complexé »

C'est compréhensible, mais sachez que vous n'êtes pas seul dans ce cas. Si votre surpoids est très important et vos complexes tout autant, attendez d'avoir perdu quelques kilos et de vous sentir mieux moralement, « sur la bonne voie », pour commencer. Vous pouvez aussi plus simplement éviter au début les sports trop « déshabillés » comme la natation, la gym ou le basket, et en choisir d'autres où vous pouvez rester vêtu : randonnée, vélo, golf, marche ou équitation...

Pas très « accros » au sport !

Une enquête Sofres/Comité français de lutte contre l'hypertension artérielle (réalisée sur 2 500 personnes de plus de 35 ans) récapitule les trois principales raisons invoquées pour l'arrêt du sport : le manque de temps (50 %) les raisons familiales (31 %) et l'absence d'amis pour pratiquer (21 %). Les Français reprendraient ou débuteraient une activité sportive pour se sentir en forme (47 %), par plaisir ou par envie (37 %), pour lutter contre le vieillissement (25 %), pour prévenir ou soigner un problème de santé (25 %), sur les conseils d'un médecin ou pour évacuer le stress (24 %).

Oui, mais… quel sport choisir ?

Pour tous : une activité d'endurance.

L'endurance est idéale pour se remettre en mouvement et profiter de tous les bénéfices cités plus haut. Que le mot ne vous fasse pas peur ! Il ne s'agit pas de vous tuer à la tâche, bien au contraire. Une « activité d'endurance » se pratique sans forcer, sans accélérations brutales, épuisantes voire dangereuses. Au contraire, le rythme reste modéré, le cœur travaille régulièrement, sans à-coups… Et on peut ainsi pratiquer pendant longtemps (au moins 45 minutes). C'est le cas de la marche rapide, de la natation, du footing à très petite vitesse (quasiment pas plus vite que la marche rapide), du vélo, du roller de balade… Si rien de tout ça ne vous plaît, marchez le plus possible au quotidien. Évitez de prendre votre voiture pour de petits trajets, et allez à pied dès que vous en avez l'occasion, en comptabilisant chaque jour le temps que vous y passez (une demi-heure minimum).

Le bon sport pour vous : à part l'endurance qui est bénéfique à tout le monde quel que soit le problème de surpoids, vous pouvez choisir une activité qui vous aidera à faire travailler votre corps là où il en a besoin, à vous sculpter une silhouette plus harmonieuse.

Le truc en plus : s'entraîner à jeun

Pratiqué au saut du lit, l'estomac vide, le sport permet de brûler plus de graisse qu'à tout autre moment de la journée. En effet, le taux d'insuline est au plus bas. L'organisme va donc chercher l'énergie nécessaire à l'effort dans les graisses de réserve, tandis qu'après un repas, il va puiser dans ce qui a été consommé.

En commençant la journée par de l'exercice, on donne donc un coup de fouet à son métabolisme et on brûle davantage de calories le reste de la journée.

Nos conseils pour vos exercices spécifiques de gym

Quel que soit votre profil, vous trouverez des exercices de gym ciblés pour vous aider à mincir et vous muscler où vous voulez. Dans tous les cas, suivez ces quelques conseils…

1. **Expirez pendant l'effort, inspirez pendant le temps de repos** ou le retour à la position initiale. Ne bloquez jamais votre respiration qui doit rester ample et régulière.
2. **Faites vos exercices tranquillement**, doucement, en vous concentrant sur « le bon geste ». Un exercice mal fait ne sert à rien, un exercice trop vit fait non plus… et risque parfois de vous blesser.
3. **Soyez régulier** (au moins une séance tous les deux jours) **et progressif :** quand vous vous sentez à l'aise, augmentez le nombre de répétitions (de 5 en 5).
4. **Entre chaque série d'exercices, prenez un temps de repos de 3 minutes**, pendant lesquelles vous respirerez profondément afin de prendre conscience du trajet de l'air dans votre corps.

Des plantes au secours de votre silhouette

Une perte de poids et une vraie transformation de la silhouette demandent du temps, de la volonté, et nécessitent une synergie de méthodes qui, toutes, convergent vers le même objectif d'amincissement. Autrement dit, mieux vaut avoir plusieurs cordes à son arc et utiliser toutes les méthodes pouvant vous aider ! La phytothérapie, ou traitement par les plantes, est l'une d'entre elles.

L'utilisation des vertus des plantes pour soigner nos maladies est sans conteste la plus vieille médecine du monde (au moins 3 000 ans avant J.-C.) et encore la plus pratiquée aujourd'hui ! Plus d'un Français sur quatre souhaite que nos pharmacies la mettent davantage en avant. En matière de stress, troubles du sommeil, amincissement ou problèmes digestifs, ainsi que pour de nombreux troubles chroniques, les plantes ont fait leurs preuves.

Si elle est considérée comme « naturelle » en opposition aux médicaments « traditionnels » (allopathiques), la phytothérapie n'en reste pas moins extrêmement efficace et peut même s'avérer dangereuse pour qui ne la contrôle pas. Les végétaux n'ont rien d'anodin et des mélanges détonants, ou des surdosages, sont possibles. Mieux vaut prendre les plantes avec des pincettes et avoir posé le bon diagnostic avant de consommer infusions, gélules de poudre et autres extraits liquides… À fuir, donc, l'automédication intempestive et les mauvais phytothérapeutes !

Les plantes doivent impérativement être prescrites ou conseillées par des professionnels de la santé ayant reçu une formation adéquate dans ce domaine.

L'intérêt d'une phytothérapie « localisée » est un atout supplémentaire dans la démarche que j'entreprends avec chacun de mes patients. Elle vous permettra selon vos besoins – donc selon votre profil – d'améliorer votre circulation sanguine, réduire vos envies de sucre, diminuer la faim, drainer votre organisme… ne la négligez pas, c'est un bon coup de pouce !

Afin de vous aider concrètement, j'ai demandé conseil à un confrère et ami phytothérapeute pour vous proposer des « ordonnances-minceur » efficaces et, évidemment, sans danger !

Quelles plantes, pour quels effets ?

- Les plantes qui coupent la faim

Elles forment dans l'estomac, en présence d'eau, des gels qui accélèrent la sensation de « ventre plein » et apaisent la faim. Elles se consomment le plus souvent quelques dizaines de minutes avant un repas.

- ***Ispaghul :*** cette plante est cultivée en Inde et au Pakistan. Au contact de l'eau, le mucilage qu'elle contient forme un gel volumineux qui provoque une sensation de remplissage.
- ***Gomme de guar :*** le guar est une plante herbacée cultivée en Inde, au Pakistan, au Texas et en Amérique centrale. La gomme est une pectine qui agit sur le métabolisme glucidique en diminuant le taux de sucre et d'insuline dans le sang après les repas. De plus, elle favorise une diminution du cholestérol et particulièrement du LDL (mauvais cholestérol). Son action modératrice de l'appétit est connue depuis des années. Au contact de l'eau, elle forme un gel qui remplit l'estomac.
- ***Gomme de Karaya :*** originaire d'Asie, elle a la propriété de gonfler rapidement en présence d'eau. Elle va occuper une partie de l'estomac et provoquer une impression de satiété. Au niveau du tube digestif, elle facilite une meilleure régulation du transit en diminuant l'absorption des sucres et des graisses.
- ***Pectine de pomme :*** c'est une fibre alimentaire. Elle favorise le rassasiement et prolonge l'état de satiété induit par le repas. De plus, comme les pectines freinent l'assimilation des autres nutriments (dont les sucres), elles diminuent la sécrétion d'insuline.
- ***Pamplemousse :*** l'écorce et la pulpe sont riches en pectines, à l'effet coupe-faim naturel. De plus, elles diminuent l'absorption intestinale des graisses et des sucres.
- ***Spiruline :*** c'est une algue bleue que l'on trouve à Hawaï. Elle agit au niveau des centres régulateurs de l'appétit et exerce une action coupe-faim. Sa consomma-

tion permet d'éviter la sensation de faim et d'apporter à l'organisme de nombreux éléments énergisants.

- Les plantes drainantes

En augmentant la diurèse (c'est-à-dire le travail de « nettoyage » effectué par les reins), elles facilitent l'élimination de l'eau et des toxines hors du corps.

- ***Prêle :*** extrêmement reminéralisante et riche, notamment, en silicium, la prêle possède une action diurétique.
- ***Orthosiphon :*** cette plante est originaire d'Indonésie. Elle est riche en potassium. Ses feuilles sont utilisées pour favoriser les éliminations rénales et digestives.
- ***Piloselle :*** cette herbe pousse dans les lieux secs. Elle facilite l'ensemble des fonctions d'élimination de l'organisme et diminue la rétention d'eau. Elle stimule également le foie.
- ***Queue de cerise :*** elle est utilisée comme dépuratif et diurétique car elle contient des flavonoïdes et des sels de potassium qui améliorent l'élimination rénale de l'eau, des déchets et des toxines. Son efficacité est reconnue dans le traitement de la rétention d'eau et des œdèmes. Elle favorise le retour à des « jambes légères » lorsque viennent les fortes chaleurs d'été.
- ***Reine-des-prés :*** c'est une plante abondante dans les prairies marécageuses qui facilite l'élimination rénale de l'eau et la diminution des œdèmes.
- ***Pissenlit :*** il est particulièrement apprécié pour son action diurétique sûre et sans effet indésirable. Il permet de nettoyer l'ensemble de l'organisme en éliminant les toxines accumulées dans le corps.
- ***Criste-marine :*** diurétique, cette algue est une source importante de sels minéraux, mais aussi d'iode, de flavonoïdes et de bêta-carotène.

• Les plantes lipolytiques

Elles augmentent la thermogenèse, c'est-à-dire le travail de la « chaudière » de l'organisme, donc permettent de brûler davantage de graisses.

- ***Thé vert :*** les feuilles de ce petit arbuste peuvent aujourd'hui être considérées comme les plus consommées au monde. Elles stimulent la lipolyse et la thermogenèse. De plus, le thé vert freine l'absorption intestinale des graisses et des sucres. C'est aussi un excellent stimulant du système nerveux central.
- ***Guarana :*** originaire d'Amazonie, il constitue la matière végétale la plus riche en caféine connue actuellement. Cette dernière augmente le métabolisme de base des cellules, active la combustion des corps gras et stimule la libération des catécholamines, en particulier de l'adrénaline qui permet de brûler les graisses.
- ***Café vert :*** originaire d'Éthiopie, le caféier est cultivé sous tous les climats tropicaux. Il augmente la dégradation des graisses. Attention : la caféine peut diminuer la sensibilité à l'insuline.
- ***Cacao :*** reconnu pour ses qualités d'antidépresseur grâce à la phényléthylamine, le cacao possède aussi une action diurétique. Il diminue la synthèse d'acides gras, active la thermogenèse et la lipolyse.

• La plante riche en iode, qui active le métabolisme

Elle favorise les dépenses énergétiques de l'organisme, lui permettant ainsi de « brûler » plus efficacement, de « consommer » plus d'énergie, donc de mincir plus facilement, tout en apportant de nombreuses vitamines et oligo-éléments.

- ***Fucus :*** c'est une algue brune très iodée. Riche en mucilages non assimilables, elle provoque une sensation de satiété. Grâce à la présence d'iode, le fucus stimule les échanges cellulaires et favorise l'élimination des déchets de l'organisme. Elle est utile chez les patients dont la thyroïde fonctionne lentement, mais déconseillée chez ceux atteints d'hyperthyroïdie.

- La plante qui diminue les ballonnements

Ceux et celles qui en souffrent seront soulagés de ces désagréments après les repas, et cela réduira l'effet « bedon ».

- ***Charbon végétal :*** il est obtenu par carbonisation des coques de noix de coco. Il ne contient pas de principes actifs ; c'est essentiellement un adsorbant qui va fixer les gaz et les toxines. Il supprime aussi la mauvaise haleine.

- Les plantes qui améliorent le transit intestinal

Mieux digérer, c'est agréable au quotidien, mais cela permet également d'utiliser de façon optimale les aliments.

- ***Les fructo-oligosaccharides (FOS) :*** ces fibres naturelles issues de la racine de chicorée sont impliquées dans l'équilibre de la flore intestinale et du transit.
- ***Bourdaine :*** on la trouve dans les bois humides en Europe. C'est un laxatif naturel. Cette plante ne doit être utilisée qu'en cas de constipation occasionnelle et passagère.

- Les plantes qui améliorent la circulation

Avec la prise de plantes veinotoniques, on peut prévenir les maladies circulatoires, les varicosités inesthétiques et la cellulite.

- ***Fragon :*** on le trouve dans le sud de la France. Il a une action antiœdémateuse et est utile dans le traitement des jambes lourdes.
- ***Hamamélis :*** originaire du Canada et de l'Amérique du Nord, il est aujourd'hui cultivé en Europe. Il améliore

les symptômes des jambes lourdes, des varices et diminue les œdèmes.

- ***Cyprès :*** il est cultivé dans le sud de l'Europe. Ses principes actifs empêchent le sang de stagner dans les jambes.
- ***Mélilot :*** il intervient dans le domaine de la fragilité capillaire (varicosités, ecchymoses…).
- ***Vigne rouge :*** ses propriétés bénéfiques reposent sur la présence de diverses substances offrant aux vaisseaux sanguins une protection rapprochée. Elle tonifie les veines d'où son utilisation dans les problèmes de jambes lourdes et varices.
- ***Resvératrol :*** il est extrait du raisin et a pour propriétés un effet drainant sur la microcirculation et les adipocytes, un pouvoir antioxydant très important avec une diminution des risques cardio-vasculaires.

• Les plantes qui régulent le taux de sucre sanguin

Recommandées à tous ceux et celles qui sont entrés dans la « spirale du sucré », elles vont calmer les compulsions alimentaires et favoriser un retour à la normale du système de régulation des sucres et de l'insuline.

- ***Nopal :*** ce cactus des régions désertiques du Mexique contribue efficacement à stabiliser et à équilibrer les taux de cholestérol, de graisses et de sucre dans le sang. Les fibres végétales, les mucilages et les enzymes de la plante ont deux actions : accélération douce du transit intestinal et élimination facilitée des graisses dans les selles.
- ***Melon amer :*** plante grimpante originaire des régions tropicales de l'Asie, de l'Amérique du Sud et de l'Afrique. Lors d'études cliniques chez des patients diabétiques de type 2, elle a facilité l'utilisation du sucre par l'organisme. Le taux sanguin de sucre après le repas diminue grâce à elle.

- ***Panax ginseng :*** plante herbacée originaire de l'Asie. En plus de ses effets antifatigue et antistress, elle abaisse la glycémie si elle est prise avant le repas.
- ***Fenugrec :*** cette herbe est originaire d'Afrique du Nord et du bassin méditerranéen. Elle diminue la glycémie à jeun et facilite l'utilisation du sucre chez les patients diabétiques de type 2.

• Les plantes calmantes ou relaxantes

Si elles ne sont pas directement impliquées dans l'amaigrissement, elles éviteront toutefois les fringales liées à l'anxiété ou au stress. Cela peut faire une vraie différence, sur le mental comme sur le physique !

- ***Aubépine :*** elle réduit l'anxiété, a un effet sédatif. Elle possède une action hypotensive et un effet diurétique.
- ***Lavande :*** son effet sédatif sur le système nerveux permet de la conseiller en cas de stress ou d'anxiété. Elle améliore la qualité du sommeil.
- ***Millepertuis :*** cette herbe vivace est originaire d'Europe. Le millepertuis est efficace pour traiter la dépression légère à modérée. Il améliore la qualité du sommeil. Le stress et l'anxiété sont diminués.
- ***Passiflore :*** elle supprime l'anxiété et le stress.
- ***Mélisse :*** originaire d'Asie, elle a des propriétés relaxantes et sédatives.
- ***Valériane :*** elle calme l'anxiété et la nervosité.
- ***Eschscholtzia :*** originaire de Californie, il apporte un sommeil réparateur et paisible. Il diminue les difficultés d'endormissement, les cauchemars et les réveils nocturnes.

• La plante qui améliore l'élasticité de la peau

Elle va vous aider à retonifier la peau, ce qui limitera le relâchement cutané en cas de perte de poids importante.

- ***Prêle :*** en plus de son action diurétique, elle améliore l'élasticité de la peau.

• Les plantes qui protègent l'appareil cardio-vasculaire

Surtout quand l'hérédité ou le surpoids font courir quelques risques supplémentaires, il peut être utile de protéger son cœur.

- ***Ail :*** grâce à ses activités hypolipidémiante et hypocholestérolémiante, l'ail prévient l'athérosclérose et les accidents vasculaires. Il améliore la circulation sanguine, d'où son action bénéfique sur l'hypertension artérielle.
- ***Lécithine de soja :*** elle est riche en acides gras polyinsaturés essentiels. Elle prévient la formation de plaques d'athérome.

Massages, bistouri… les traitements complémentaires

Pour bien maigrir et transformer sa silhouette, il faut manger moins ou mieux, se dépenser physiquement, sculpter son corps par un peu de gymnastique… Mais parfois, un coup de pouce est le bienvenu. Les traitements complémentaires que sont le drainage lymphatique, les techniques semi-chirurgicales ou la mésothérapie peuvent être un atout supplémentaire, comme « la cerise sur le gâteau ». Certes, ils ne suffisent pas : même pour la liposculpture, il est conseillé d'avoir perdu du poids avant de se lancer. De plus, ils ne doivent pas être utilisés seuls ou en première intention, car s'ils ne sont pas associés à une amélioration de l'hygiène de vie, ils demeurent insuffisants (donc décevants), et le problème du surpoids réapparaîtra puisqu'on ne l'aura pas traité « en profondeur ». Mais ces diverses techniques, de la plus ancienne à la plus récente, de la plus douce à la plus « pointue », peuvent être utiles à bon nombre d'entre vous…

Si vous décidez de vous lancer, un seul conseil : choisissez bien votre praticien. Pour utiliser moi-même certaines de ces techniques, je sais bien qu'il vaut toujours mieux tomber « entre de bonnes mains », tant pour une question d'efficacité que pour votre sécurité.

1. Le drainage lymphatique manuel

Présentation : c'est une technique de massage très douce (et qui procure une détente très agréable), permettant, par des pressions manuelles, d'évacuer l'eau et les toxines hors du corps via les ganglions lymphatiques. Parfait pour toutes celles qui souffrent de rétention d'eau (dans tout le corps) et de jambes gonflées, à raison de deux séances par semaine pendant un mois, puis une séance mensuelle d'entretien (surtout en saison chaude).

Effets secondaires : de fréquentes envies d'uriner (c'est normal et même bon signe).

Limites : on ne perd pas de graisses, uniquement de l'eau. Juste, on dégonfle…

Contre-indications : ulcères de jambe et affections de la peau.

2. La thermodermie = les infrarouges

Présentation : c'est une technique indolore et non invasive qui consiste à fragiliser les cellules graisseuses pour permettre la libération des graisses de stockage, grâce à une diffusion de rayons infrarouges (qui produisent de la chaleur et pénètrent sous le derme). Simultanément, les graisses sont mobilisées par des massages et aspirations. Résultat : des effets circulatoires et vasodilatateurs permettent de « décoincer » les tissus graisseux, de les décongestionner et de les purifier. Toutes les parties du corps peuvent être traitées mais le ventre est la meilleure indication. La méthode permet en outre de drainer la lymphe efficacement vers les ganglions lymphatiques. 4 ou 5 séances suffisent pour un traitement complet.

Effets secondaires possibles : brûlures (le praticien ne doit pas laisser la pièce à main sur place et doit régler la puissance du faisceau infrarouge à un niveau supportable), bleus (si l'aspiration est trop puissante).

Limites : l'efficacité n'est réelle que sur les graisses récentes, qui ne sont pas encore fibrosées et trop incrustées (pas d'effet sur une culotte de cheval ancienne, par exemple).

Contre-indications : grossesse, hématome récent, troubles de la coagulation sanguine, pacemaker, ulcères de jambes, problèmes dermatologiques contagieux.

3. La pressothérapie

Présentation : c'est un drainage mécanique, réalisé sur la partie inférieure du corps (des pieds au dessus du genou) par des « bottes » compartimentées qui, grâce à des variations de pression, facilitent le retour veineux. L'idéal est de pratiquer une séance deux fois par semaine pendant un mois, puis, en entretien régulier, une séance par mois.

Effets secondaires : une sensation de « jambes légères » agréable pour toutes celles qui gonflent du bas.

Limites : on ne perd pas de graisses, mais de l'eau.

Contre-indications : ulcères de jambe et affections de la peau.

4. L'endermologie (Cellu M6)

Présentation : le Lipomassage™ est la technique minceur proposée par LPG, leader mondial de la stimulation cellulaire avec le Cellu M6®. 100 % naturelle, cette technique brevetée permet de lisser la cellulite, resculpter les formes, déstocker les graisses et raffermir la peau de manière non invasive et parfaitement indolore.

L'équilibre entre la production et l'élimination des graisses est un processus naturellement assuré par les adipocytes. Malgré une parfaite hygiène de vie et une activité physique régulière, il arrive souvent que le processus de stockage graisseux s'amplifie. Apparaissent alors excès de volume et cellulite, auxquels s'ajoute un relâchement des tissus. Il est donc nécessaire de stimuler mécaniquement les cellules responsables de la minceur et de la fermeté.

Les Roll LPG (brevet exclusif) travaillent délicatement les tissus pour stimuler le décloisonnement conjonctif (mobilisation des septa), la circulation (veineuse et lymphatique) et le déstockage des adipocytes (lipolyse). Par mécanotransduction, le Lipomassage permet aussi de relancer la production de collagène et d'élastine pour raffermir la peau.

En fonction de la rotation (Roll'in, Roll'up, Roll'out) et de la force d'aspiration choisies (intensité réglable), la tête Roll génère des stimulations différentes pour des objectifs esthétiques précis.

Une séance de Lipomassage™ débute systématiquement par une évaluation pour déterminer le morphotype de la patiente ainsi que ses objectifs beauté. Ensuite, les protocoles LPG permettent de délivrer le traitement le mieux adapté : déstockage des graisses, lissage de la cellulite, raffermissement…

Les techniques LPG apportent également un parfait complément aux actes d'esthétique médicale pour assurer une prise en charge globale du patient. Le Lipomassage™ permet de traiter la silhouette en agissant sur les graisses superficielles de toutes les zones du corps, même celles parfois difficiles d'accès pour les actes médicaux classiques. Elle permet également de traiter la cellulite bien souvent résistante aux interventions chirurgicales.

Le Lipomassage™ se pratique avec les Cellu M6 Endermolab, le Cellu M6 intégral ainsi qu'avec le Lipo M6. Pour optimiser leurs résultats, les professionnels peuvent associer au Lipomassage™ les cosmétiques Soins Techniques LPG.

Effets secondaires : envie de miction (sur les premières séances).

Limites : stimulation mécanique, naturelle, non invasive, limites liées à la physiologie, notamment lorsque que l'organisme est soumis à des variations hormonales (ex : grossesse).

Contre-indications absolues : cancer en cours d'évolution, infection, éruption cutanée, maladie en poussée inflammatoire, traitement anticoagulant, phlébite, maladie du sang.

5. La mésothérapie

Présentation : cette technique mise au point dans les années 1950 consiste à injecter des substances localement dans les zones graisseuses grâce à une seringue (à usage unique) qui pénètre sous le derme. Elle connaît actuellement un second souffle : autrefois, on injectait des molécules drainantes (théophylline, caféine…) pour un effet sur la cellulite « de surface ». Depuis peu, on injecte aussi des substances lipolytiques (c'est-à-dire qui détruisent les graisses), qui ont une action non seulement sur l'aspect peau d'orange, mais aussi sur le volume : c'est la mésothérapie par lipodissolution, qui va tout à la fois diminuer l'œdème, restaurer une microcirculation efficace, favoriser la fonte des graisses, la tonicité et l'élasticité des tissus. On parle encore de mésothérapie mais le terme n'est plus très approprié puisque les micro-injections se font alors plus profondément (10 mm contre seulement 2 à 4 mm pour la méthode classique). Il faut compter 3 à 4 séances d'une vingtaine de minutes, espacées de 15 jours puis tous les mois en traitement principal.

Effets secondaires : rougeurs, bleus, démangeaisons, possibles réactions allergiques (rares).

Limites : la mésothérapie ne permet de traiter que des petites zones cellulitiques localisées. Mais elle sera efficace pour « peaufiner » le résultat après un régime, ou pour affiner des régions difficilement accessibles par lipoaspiration (petit ventre rond, hanches, petite culotte de cheval, « banane sous-fessière », double menton, face antérieure des genoux). D'autre part, elle peut être considérée parfois comme assez douloureuse, même si elle ne nécessite pourtant aucune anesthésie. Enfin, ses effets sont temporaires et les cures devront être renouvelées.

Contre-indications : allergie à certains composants, problèmes dermatologiques contagieux, troubles de la coagulation sanguine.

6. La liposculpture

Présentation : cette technique consiste à injecter un liquide qui va à la fois anesthésier et liquéfier la graisse. Une fine canule reliée à une pièce à main (« Lipomatic® », technique inventée par un de mes amis et confrères belges), introduite ensuite sous la peau, permet d'aspirer la graisse en douceur. Les minuscules incisions sont fermées sans points de suture et ne sont pas visibles. Elle est effectuée sous anesthésie locale au bloc opératoire (sans hospitalisation) et nécessite le port d'une contention (« lipopanty ») pendant environ trois semaines. La liposculpture, comme la liposuccion, s'effectue en une séance unique, mais elle en diffère par le fait que les canules sont beaucoup plus fines, ce qui permet une précision bien plus importante. Le résultat sera visible après trois mois et évoluera pendant encore plusieurs mois. Elle est particulièrement recommandée à une personne qui, après un régime, a bien maigri, mais chez laquelle subsistent des zones très localisées et rebelles.

Effets secondaires : bleus, gonflements, perte de sensibilité temporaire.

Limites : la méthode est spécialement efficace sur des zones difficiles à sculpter finement par la lipoaspiration classique (bras, genoux…). Toutefois son champ d'action est limité car elle ne traite pas de gros volumes. La peau d'orange sera atténuée mais ne disparaîtra pas totalement.

Contre-indications : grossesse, problèmes cardiaques, diabète, maladies rénales, cutanées, troubles de la coagulation, obésité importante, mauvaise qualité de la peau.

Quelles techniques pour vous aider ?

Toutes les techniques ne sont pas efficaces sur chaque profil. Selon leur principe, leurs objectifs, leurs limites, leurs « zones cibles », elles doivent être adaptées aux différents types de surpoids. Découvrez celles qui vous concernent dans le chapitre correspondant à votre profil.

+++ Technique recommandée
++ Technique très efficace
+ Technique assez efficace
- Technique sans intérêt pour cette indication
? Technique non évaluée dans cette indication

Petite psychologie des kilos

M. Maultsby, célèbre psychiatre à l'origine des thérapies comportementales, écrivait : « La maladie, c'cst le corps qui change quand la psyché ne veut pas changer. » Comme lui, je pense que la maladie physique est, souvent, une métaphore de conflits internes non résolus.

L'être humain est un ensemble complexe de systèmes concrets (neurophysiologie) observables dans la réalité mais aussi de systèmes beaucoup plus abstraits (pensées, croyances…). Je me suis attaché à l'étude de processus et de structures que la personne met en place dans sa souffrance. Et la conclusion est claire : on ne peut aborder les kilos en trop, ni son corollaire la minceur, sans évoquer au moins l'aspect psychologique, parfois primordial du surpoids. C'est de notre corps, donc de notre image qu'il s'agit !

Les silhouettes androïdes (profils 1 à 5)

La silhouette androïde évoque, même chez une femme, un aspect masculin. Pas uniquement du point de vue de la répartition des graisses mais aussi simplement de celui de la forme générale de la silhouette (surtout dans la surcharge pondérale de suralimentation). En symbolique corporelle, la partie haute du corps correspond à la partie reliée au masculin, au père, au ciel, au divin et la partie basse à l'aspect féminin, mère, terre, rationnel, humain.

La ménopause rapproche en quelque sorte la femme de l'homme, en raison d'une modification de sa production hormonale.

Du point de vue psychologique, on est amené à vérifier dans l'histoire des personnes s'il n'y a pas un problème de père (au sens très large… père, homme, époux, masculin).

Une belle illustration de cet aspect est celle de la vie professionnelle. Symboliquement, la profession est un aspect masculin de l'humain, son rapport à l'extérieur. Une personne mal dans son métier ayant le sentiment de ne pas « faire le poids » devant ses collègues ou se disant n'être « pas assez forte » ou encore « ne pas avoir la carrure pour cet emploi » peut, avec son mental en souffrance, dans son besoin de se réaliser, développer cette partie haute de son corps pour « concrétiser » cette croyance et en quelque sorte remplacer son tourment mental par un autre, physique : l'excès de poids de type androïde, donc dans le haut du corps.

- Surcharge de suralimentation

Une patiente qui perd beaucoup de poids va voir l'image qu'elle se fait de son rapport corps-esprit changer.

Même si elle commence à maigrir vraiment et à se transformer, elle continue de se percevoir de la même manière que quand elle était en surpoids. Avec le temps, elle a perdu confiance en elle !

- Sédentaire, Nerveuse, Athérogène, Prédiabétique

Ces silhouettes androïdes sont à classer plutôt dans des surcharges de la partie médiane du corps. Cette zone correspond, en symbolique corporelle, au deuxième besoin fondamental de l'humain, celui de comprendre. Elle est reliée à l'image de soi en liaison avec l'esprit.

Le plexus solaire est vraiment la zone centrale où est évoquée, dans bien des situations, l'image de soi. Notre peur de l'avenir provoquera l'ulcère à l'estomac, le siège de la colère ou de la rage est le ventre. Cette zone élargie du ventre où siègent les viscères (foie, rate, estomac, intestin…) joue un rôle énorme dans la surcharge pondérale parce qu'elle contient à elle seule tout ce qui nous permet de digérer ou non (au sens propre comme au figuré), d'assimiler ou non (là encore au sens large), d'éliminer ou non ce que nous absorbons sous forme de nourriture, mais aussi sous forme beaucoup plus abstraite (les peurs, croyances, type de musique ou de sons, coups de gueule, images, scénario de vie, etc., la liste est très longue…).

« Je suis hors de moi ! » : l'homme subit et/ou se fait subir à lui-même une alimentation vraiment néfaste pour sa surcharge pondérale. C'est cette façon de fonctionner qui entraîne le plus de stress dans la vie. C'est aussi la raison pour laquelle la moitié des types de surcharges pondérales se retrouvent dans cette partie médiane du corps.

Les personnes que l'on retrouve le plus souvent dans ce cas ont toutes des problèmes avec leur image. Ce manque de confiance en soi est généralement dû à une construction entravée de leur moi pour une multitude de raisons, impossibles à évoquer brièvement ici.

Elles constituent la majorité des personnes en surpoids. Toutes souffrent de la même chose mais pour des raisons très différentes. Elles se sont coupées de l'ensemble de leurs perceptions sensorielles, tant il est vrai que la souffrance éloigne d'une certaine manière la personne d'elle-même, de ce qu'elle sent ou ressent (quand nous sommes en colère ne dit-on pas « je suis hors de moi » ? Ces mots ont un sens !). C'est cette coupure sensorielle qui les empêche de sentir la satiété, de goûter vraiment ce qu'elles mangent, d'apprécier ou de discerner une bonne alimentation d'une autre, d'évaluer la quantité nécessaire et justifiée de nourriture qui leur convient, etc.

Je me souviens d'une patiente aux sens gustatifs tellement anesthésiés qu'elle pouvait avaler une lasagne qualifiée par ses collègues d'infâme (le cerveau a cette possibilité de vous faire manger avec seulement la mémoire du goût, votre faculté de goûter est dupée). Après quelques exercices sensoriels spécifiques que je lui ai demandé de faire, elle s'est rangée à l'avis de ses collègues sur le goût de cette lasagne. À la suite des exercices, elle mangeait en goûtant l'aliment plutôt que de « goûter avec sa mémoire ».

Sédentaire : le patient a une demande purement esthétique mais qui peut le perturber psychologiquement.

Nerveuse : les neuromédiateurs sont des substances chimiques sécrétées par des cellules du cerveau dont la mission est de transmettre des informations à d'autres cellules du cerveau pour les faire fonctionner.

La sérotonine est l'un d'eux. Elle influence, entre autres, l'appétit, la satiété, l'humeur, le sommeil, le stress, en somme tout ce qui fait que l'on se sent bien ou pas.

Sa fabrication est compliquée. Il faut d'abord une substance de départ, un acide aminé appelé tryptophane. En principe, on n'en manque pas : ce tryptophane se trouve dans toutes les protéines d'origine animale (viandes, produits laitiers, etc.). Mais pour qu'il puisse se transformer en sérotonine et mener à bien sa mission, il doit être en concentration suffisante dans les neurones. Quand les repas n'en apportent pas assez, rien ne va plus. L'envie instinctive d'un produit sucré vient souvent d'un impérieux besoin de sérotonine : on grignote et on se sent mieux ensuite, apaisé.

Cela arrive aussi lorsque les circonstances (stress violent ou permanent) mobilisent de grandes quantités de ce neuromédiateur. Après une scène de ménage, on se rue sur une tablette de chocolat, même si l'on a absorbé suffisamment de sucres lors du repas.

« Les affamés du sucre » : normalement, notre système de régulation fait que, lorsque la sérotonine est fabriquée, nous n'éprouvons plus ce besoin de sucre. Mais, chez certains, ce système ne fonctionne pas bien. C'est le cas chez les « *carbohydrates cravers* », les affamés de sucre dont les pulsions incontrôlables vers les produits sucrés les « forcent » à craquer plusieurs fois par jour. Pour eux, le sucre est comme une drogue apaisante. Quelle qu'en soit l'origine, manque de sucres ou de protéines dans l'alimentation, ou encore trouble du comportement alimentaire, ces pulsions sucrées pour fabriquer de la sérotonine déséquilibrent forcément l'alimentation, en apportant soit trop de sucres rapides, soit (avec les sucres) trop de gras, soit globalement trop de calories. Ce qui fait grossir.

Athérogène : ici le patient doit prendre conscience que sa prise de poids est néfaste pour son organisme. Sa demande esthétique doit être prise au second plan. Psychologiquement, il lui faut accepter cela et le médecin est là pour l'y aider.

Prédiabétique : la gestion des sucres passera par un équilibre au niveau de la sérotonine. Rien de vraiment symbolique là-dedans, juste un déséquilibre de ce neuromédiateur qui, malgré tout, agit sur l'humeur et le bien-être (voir plus haut).

Les silhouettes gynoïdes (profils 6 à 8)

Dans la silhouette gynoïde c'est la partie basse du corps qui se trouve modifiée. Comme si le corps voulait faire une hyperféminisation, chercher à être plus rationnel, plus stable par une répartition des graisses plus basse (abaissement du centre de gravité). Nous l'avons vu lors de l'explication de la silhouette androïde, en symbolique corporelle, la partie basse du corps correspond à l'aspect féminin, mère, terre, rationnel humain.

Cette silhouette évoque une souffrance dans le troisième besoin fondamental humain : aimer et être aimé, il correspond à l'estime de soi (en liaison avec l'âme). On la rencontre beaucoup plus fréquemment chez la femme que chez l'homme car ce besoin est nettement plus exacerbé chez madame de par sa fonction de maternité mais aussi par le contexte social et culturel.

Ce sont évidemment ces formes que représentent la culotte de cheval, la culotte de zouave ou les bottes veineuses qui toucheront la femme dans son estime de soi. Même les injures que subissent ces femmes sont évocatrices (pouliche, etc.) !

Elles ont souvent des problèmes avec leur féminité ou simplement avec l'aspect rationnel de leur existence. Par exemple, la gestion du budget familial peut être délicate, les difficultés avec les enfants sont fréquentes, etc.

Chaque personne est unique

Diverses méthodes de relaxation (relaxation mentale et autohypnose) peuvent être nécessaires afin de restaurer confiance en soi et énergie. De plus, prendre en compte les aspects psychologiques aidera à vaincre l'angoisse « d'avoir de la cellulite », à résoudre certains problèmes psychoaffectifs et à modifier le comportement. C'est très important !

Cependant, il faut rester très prudent par rapport à ce que j'exprime dans ces quelques lignes car chaque personne est unique et a une histoire personnelle, elle aussi unique. Et puis, ne perdons pas de vue que si la psyché intervient dans les problèmes de poids, elle n'est pas la seule. La génétique, ainsi que certaines maladies, peuvent influer fortement sur la silhouette.

L'accompagnement psychologique

Une personne qui souffre n'a que rarement les moyens de s'en sortir « seule ». Même si, à la lecture de ces quelques pages, on comprend mieux pourquoi on est entré dans le cercle vicieux du surpoids, et on appréhende différemment l'implication mentale de tout cela, ce n'est pas pour autant qu'on peut facilement y faire face. Ce serait trop simple ! C'est pourquoi un guide, appelons-le un coach psychothérapeute, aidera à franchir les étapes pour se débarrasser d'anciennes peurs, de complexes et autres soucis qui empêchent d'avancer et… de mincir.

Le coach psychothérapeute est à la fois conseiller, répétiteur, entraîneur… Il dynamise une personne ou une équipe.

C'est avant tout quelqu'un qui maîtrise l'art de communiquer et d'entrer en relation avec d'autres humains. Il cultive la simplicité et l'art de dire « les vraies choses », de gérer les vérités les plus dures sans blesser ses interlocuteurs. Il les aide à s'alléger du poids de leurs illusions sur la réussite, sur la performance, sur l'effort.

Il est un homme de « cœur » qui rencontre, lors de ses consultations, le cœur, les émotions et l'état d'esprit de son consultant (le coaché). Il y fait face par son attitude calme, son écoute exceptionnelle, quelques questions bien ciblées et posées avec douceur. Il se réfère aux valeurs humaines et aux concepts-clés « libérateurs » de nos peurs, de nos croyances limitantes, de nos représentations erronées ou illusoires. Par ses échanges profonds et authentiques avec le coaché, il donne à la personne, comme un cadeau, les communications intrapersonnelles et interpersonnelles, la spiritualité, les rapports humains et la philosophie de la liberté personnelle.

Il est nécessairement multidisciplinaire car, dans son approche, la personne sera prise en compte dans son ensemble (corps, âme, esprit). Pour la guider efficacement dans sa recherche du bonheur et d'un équilibre entre ses trois besoins fondamentaux, créer (corps – réalisation de soi), comprendre (esprit – image de soi), aimer et être aimé (âme – estime de soi).

Et pour mincir ?

Le coach guidera, accompagnera et aidera la personne :

- à définir clairement son objectif ;
- à s'engager à la réalisation de cet objectif ;
- à le réaliser dans un temps donné ;
- à redécouvrir une alimentation équilibrée pour stabiliser son poids ;
- à comprendre et à appliquer des stratégies enseignées par son coach : « stratégies naturelles pour maigrir ».
- à reprendre conscience de sa silhouette et de son corps puis à en retrouver l'estime ;
- à travailler sur sa façon de s'habiller, de se coiffer ;

– à réduire son état de stress, souvent inducteur de surpoids ;
– à devenir responsable de son corps et de son « alimentation » au sens large (ce qu'elle mange, regarde, écoute, ce qu'elle se dit et comment, ce qu'elle sent et comment elle l'interprète, etc.) ;
– à pratiquer une ou plusieurs activités physiques adaptées ;
– à comprendre la mauvaise utilisation qu'elle fait de la nourriture (pour combler des besoins ou se protéger de l'angoisse du vide) ;
– à accepter la nouvelle image qui se construit ;
– à apprendre à différencier les sensations qu'elle éprouve et à leur rendre leur juste signification.

Et l'orientera, si nécessaire, vers des professionnels (médecin nutritionniste, chirurgien, kinésithérapeute, endermologue, spécialiste du relooking, etc.) qui lui permettront d'atteindre ses objectifs.

4

À chaque silhouette sa solution minceur…

1. Surcharge pondérale de suralimentation

Votre profil

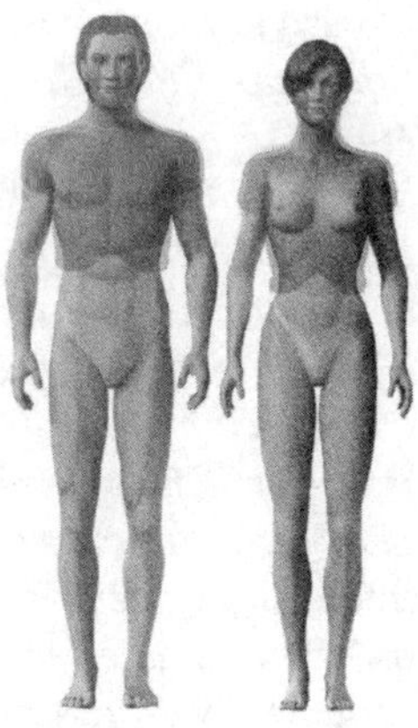

Dans ce profil, les kilos superflus viennent se placer sur le visage, le cou, le thorax et le dos. Chez certaines personnes, on note la présence d'une « bosse de bison » (renflement graisseux situé en dessous de la nuque, bien visible de profil). La « gouttière cervico-dorsale » (plus simplement, le creux situé entre les omoplates et qui descend le long de la colonne vertébrale) est généralement remplie.

- **Au stade 1**, seul le thorax est touché (avec un tour de poitrine augmenté).
- **Au stade 2**, la graisse se loge également dans les bras.
- **Au stade 3**, la graisse atteint aussi le ventre.

Comment caractériser ce type de surcharge ?

Les sensations sont caractéristiques : il s'agit principalement d'une chaleur excessive, spécialement après les repas. Elle peut s'associer à une somnolence et des difficultés digestives, tout particulièrement des ballonnements.

La graisse est chaude, dense, et se trouve placée juste sous la peau, en « sous-cutanée », pouvant ainsi être « cramponnée ».

Un peu d'histoire…

Insidieuse, sournoise, cette graisse s'installe très progressivement, au fil des excès de table, sans à-coups importants.

Témoignage

« Sylvie vient me consulter au retour d'un séjour linguistique aux États-Unis. Elle a 22 ans. Elle a terminé ses études secondaires à 18 ans et est partie vivre pendant un an à San Francisco. Avant ce voyage, son poids était normal et elle avait une alimentation équilibrée et variée. Mais en un an, elle a grossi de 15 kg. Elle me raconte qu'elle les a pris progressivement. Son alimentation « à l'américaine » comportait beaucoup de sucres lents (pain, pâtes, riz) et rapides (sucreries, céréales de petit déjeuner sucrées, glaces…), et comme beaucoup de jeunes, elle faisait de fréquentes visites aux fast-foods. Pour résumer, on peut dire qu'elle a eu une « ration calorique » trop importante par rapport à ses besoins, d'où la prise de poids, impression-

nante (plus d'un kilo par mois), et une silhouette totalement transformée. Sa prise de poids s'est faite essentiellement sur le haut du corps, à tel point qu'à son retour à Bruxelles, ses proches l'ont trouvée « soufflée ». Aujourd'hui, dès qu'elle mange beaucoup, elle a extrêmement chaud, et le moindre effort la fait transpirer. »

Pourquoi grossit-on ainsi ?

Cette localisation spécifique de la graisse est, comme son nom l'indique, liée véritablement à une suralimentation, à des excès alimentaires répétés qui finissent inéluctablement par faire pencher la balance du mauvais côté. Pourquoi la graisse vient-elle se loger tout particulièrement dans cette zone ? En fait, toutes les cellules graisseuses (ou adipocytes) sont pourvues de récepteurs, lesquels sont plus ou moins sensibles à certaines hormones. Selon le nombre de ces récepteurs, leur répartition et leur localisation, et en réaction aux perturbations hormonales associées à la prise de poids, le stockage se fera alors préférentiellement sur telle ou telle zone du corps. Le tissu graisseux du haut du corps (cou, visage et épaules, mais aussi ventre) est sous l'influence de deux hormones : le cortisol (fabriqué par les glandes surrénales) et l'insuline (fabriquée par le pancréas) qui, toutes deux, font grossir, gonfler et épaissir. La sécrétion du cortisol est stimulée par les excès de table, les repas riches, les grosses quantités de nourriture, et il augmente lui-même la sécrétion d'insuline qui favorise le stockage sous forme de graisses.

Qui est concerné ?

Les hommes comme les femmes, de tous âges, sans profil particulier, excepté la condition *sine qua non* : un (trop) solide coup de fourchette.

Quels sont les risques ?

Tant que la surcharge reste localisée au buste et aux bras (c'est-à-dire aux stades que j'ai appelés 1 et 2), elle ne pose qu'un préjudice esthétique. Par contre, quand le ventre est touché lui aussi et devient rond (je parle alors de ventre « rond métabolique »), on se rapproche des profils « obésité athérogène » et « obésité prédiabétique », avec les mêmes problèmes de santé que ces deux types de surcharge, à savoir risque de diabète, d'hypertension artérielle (HTA), et de problèmes cardio-vasculaires.

Les solutions…

Les grands principes de votre régime

Avant toute chose, je vous conseille de lire attentivement tous mes conseils généraux concernant l'alimentation, que vous trouverez dans la partie « Agir sur tous les fronts », p. 35.

- Tout d'abord : manger moins

Votre problème n'est pas tant une question de qualité d'alimentation que de quantité. Vous mangez trop ! Vous bénéficiez d'un solide coup de fourchette, remplissez votre assiette, vous resservez, aimez les repas complets et lourds…

Premier objectif : limiter les quantités, donc réduire les rations. Pour cette raison, vous allez constater que mes indications alimentaires sont extrêmement précises quant aux « doses » de chaque aliment. Vous allez donc devoir peser ou mesurer tout ce que vous mangez, au moins au début de votre régime, pour prendre l'habitude de ces nouvelles proportions.

Quelques trucs pour vous aider à moins manger.

1. **Manger dans des assiettes plus petites.** Mieux vaut une petite assiette remplie qu'une grande à moitié déserte ! Cela contribuera à votre impression de rassasiement.
2. **Bien vous servir, mais ne jamais vous resservir.** Cela sous-entend de ne pas préparer de grosses portions, mais juste ce qui est nécessaire, pour ne pas être tenté par « le reste » du plat.
3. **Boire un grand verre d'eau avant chaque repas** et utiliser des « coupe-faim » naturels, comme indiqué dans la partie phytothérapie de votre profil.
4. **Ne jamais manger en faisant autre chose**, comme regarder la télévision par exemple, car on dévore sans même s'en rendre compte.
5. **Manger lentement**, en savourant chaque bouchée. Il faut environ un quart d'heure pour que les signaux envoyés par l'estomac au cerveau déclenchent la sensation de satiété. Plus vous mangerez lentement, moins vous aurez englouti d'aliments quand cette sensation apparaîtra. Ce sera plus facile de reposer votre fourchette.
6. **Miser sur les aliments qui « calent »** mais ne pèsent pas trop lourd sur le plan calorique, surtout en début de repas : vive les crudités, la soupe…
7. **Noter sur un papier collé au réfrigérateur** quelques « doses » que vous utilisez souvent, pour les mémoriser facilement et ne plus avoir besoin de sortir la balance en permanence. Toutefois il faut impérativement vous en offrir une avant d'attaquer votre régime.

- Mais aussi…

Non seulement votre alimentation est (trop) copieuse, mais elle est aussi souvent très (trop) riche ! Il vous faudra donc privilégier les plats légers d'un point de vue calorique, limiter les nutriments néfastes, et plus particulièrement :

Diminuer vos apports en « mauvaises graisses ». Il faut diminuer les graisses d'origine animale (beurre, crème, fromages, viandes grasses, charcuteries). En effet, elles contiennent surtout des acides gras saturés (cholestérol) qui sont néfastes : elles s'accumulent sans être brûlées par l'organisme et se déposent sur les parois internes des vaisseaux sanguins. Cela provoque un rétrécissement du système vasculaire artériel et mène aux accidents cardiaques. En revanche, vous devrez augmenter les graisses d'origine végétale, riches en acides gras polyinsaturés et essentiels : huiles végétales, tout particulièrement de colza, de maïs ou de tournesol.

Diminuer vos apports en sucres rapides (chocolat, confiseries, confitures et pâtisseries). Les sucres rapides entretiennent l'hyperinsulinisme qui, nous l'avons vu, fait grossir le ventre et tout le haut du corps d'une façon générale. Tous ces sucres et produits sucrés sont à bannir de votre alimentation. Si vous ne pouvez pas vous passer de sucre dans votre thé ou café matinal, choisissez de l'aspartam.

Augmenter votre apport en protéines. Les protéines sont rassasiantes et entretiennent le capital musculaire. Mieux vaut un repas avec une belle part de viande ou de poisson, plutôt que se venger sur les desserts sucrés !

Diminuer votre consommation d'alcool. Hormis ses effets nocifs généraux sur la santé, l'alcool apporte un nombre non négligeable de calories qui sont très vite stockées (comme tout apport de sucre).

Lutter contre la fabrication excessive d'insuline en privilégiant les aliments contenant :

- *du chrome*. Les aliments les plus riches sont les brocolis, les haricots verts, les céréales à grains entiers, le germe de blé, le gruyère, les champignons, les asperges et les viandes ;

- *de la vitamine B6.* Le persil, le chou-fleur, les germes de blé, les haricots et les haricots verts, les lentilles et la viande en contiennent de grandes quantités ;
- *de la vitamine E.* Elle est très répandue dans les huiles végétales, et de façon plus discrète dans le beurre, le lait entier, le foie, les œufs, les asperges, les légumes à feuilles vertes (épinards, choux, salades…) ;
- *de la tyrosine.* Viande de veau, raie, thon, langouste, flocons d'avoine en apportent beaucoup.
- *des oméga 3.* Thon, saumon, homard, bar, maquereau, sardine, truite et anguille sont les meilleurs pourvoyeurs.

Votre journée type

Dès que vous sortez du lit

- 1 grand verre d'eau fraîche ou le jus 1 ou 2 oranges pressées, ou le jus de 2 citrons ou d'1 pamplemousse, nature et très froid (pour éviter la constipation) avec la pulpe.

Petit déjeuner

- 1 belle tranche de pain complet.
- 1 noisette de beurre allégé.
- fromage à moins de 35 % de MG ou fromage blanc maigre avec ou sans édulcorant.
- 1 thé ou café décaféiné (car la caféine augmente l'appétit) avec, si vous le souhaitez, un peu de lait demi-écrémé et/ou édulcorant.

Ce petit déjeuner doit toujours être respecté si vous ne voulez pas être fatigué ou avoir faim dans la matinée.

Jamais de pain blanc, de biscottes. Jamais de confiture ni de pâte à tartiner au chocolat. Jamais de pain seul sans accompagnement.

Dans la matinée (si vous avez faim)

- 1 fruit au choix (parmi ceux figurant sur la liste des fruits autorisés, voir p. 39) ou 100 g de fromage blanc maigre avec ou sans édulcorant ou une barre hyperprotéinée ou un potage maison (comme celui du soir).

Déjeuner

- 1 salade mixte (laitue, tomate, endive, concombre, radis à volonté…) accompagnée de crevettes ou de thon au naturel, ou de saumon au naturel, ou de blanc de poulet.
- En cas de grosse faim, ajoutez des lentilles.
- 1 c. à s. de vinaigrette allégée maison (1 c. à s. d'huile, du vinaigre ou du citron, des herbes, de la moutarde…).

Goûter (si vous avez faim)

- 1 fruit ou 1 petit bol de fruits frais au choix (parmi ceux figurant sur la liste des fruits autorisés, p. 39).

Dîner

- En hiver, 1 soupe maison à base de légumes frais, sans matières grasses, ni pomme de terre, ni pâtes. Pas de potage en boîte ou en sachet.
- En été, 1 salade de laitue avec 1 c. à s. de vinaigrette allégée maison (1 c. à s. d'huile, du vinaigre ou du citron, des herbes, de la moutarde…).
- Poisson ou viande maigre (volaille, veau, morceaux maigres du bœuf…) selon le mode de cuisson que vous souhaitez (voir l'annexe sur les modes de cuisson, p. 225).
- 1 bol comprenant 2 légumes cuits à l'eau ou à la vapeur avec un filet d'huile d'olive ou une noisette de beurre.

En soirée

- 1 fruit au choix (parmi ceux figurant sur la liste des fruits autorisés, p. 39) ou un produit laitier maigre non sucré.

Une semaine de menus conçus pour vous

Les plats en italique correspondent à des recettes de ce livre.

Lundi

- **Au lever :** 2 oranges pressées.
- **Petit déjeuner :** 1 tranche de pain complet avec une noisette de beurre, 1 tranche de gouda allégé, 1 thé ou café décaféiné.
- **Collation (si faim) :** 1 barre protéinée[1].
- **Déjeuner :** poulet froid, 1 bol de salade mixte (laitue, radis, endives, concombre), 1 c. à s. de vinaigrette.
- **Goûter (si faim) :** 1 pomme.
- **Dîner :** soupe de tomate, 1filet de dinde, chou-fleur, haricots.
- **Collation (si faim) :** 2 tranches d'ananas frais.

Mardi

- **Au lever :** 1 orange et 1 pamplemousse pressés.
- **Petit déjeuner :** fromage blanc 0 % de MG avec ou sans édulcorant, 1 tranche de pain complet, 1 thé ou café décaféiné.
- **Collation (si faim) :** 1 pomme.
- **Déjeuner :** 2 tomates coupées en tranches, mozzarella avec 1 c. à s. d'huile d'olive, jambon cru.
- **Goûter (si faim) :** 1 barre protéinée.
- **Dîner :** soupe aux champignons, bœuf.

---

1. Maximum pour une barre de 40 g : 7 g de glucides dont 3,5 de sucre, 13 g de protéines, 4,5 g de lipides, 11 g de fibres.

- **Collation (si faim) :** 2 tranches d'ananas frais.

Mercredi

- **Au lever :** 1 orange, 1 pamplemousse et 1 citron pressés.
- **Petit déjeuner :** 1 tranche de pain complet avec 1 noisette de beurre, 1 yaourt nature, 1 thé ou café décaféiné.
- **Collation (si faim) :** 1 œuf dur.
- **Déjeuner :** *velouté de pois cassés* (p. 92), jambon maigre.
- **Goûter (si faim) :** 1 bol de fruits frais.
- **Dîner :** bouillon de légumes, filet de poulet, brocolis, champignons.
- **Collation (si faim) :** 1 yaourt nature.

Jeudi

- **Au lever :** 1 orange et 1 citron pressés.
- **Petit déjeuner :** fromage blanc 0 % de MG avec une pomme coupée en morceaux, 1 tranche de pain complet, 1 thé ou café décaféiné.
- **Collation (si faim) :** potage maison sans pain, pomme de terre ni matière grasse.
- **Déjeuner :** salade de 2 tomates et haricots verts cuits à la vapeur, 1 c. à c. d'huile d'olive, saumon.
- **Goûter (si faim) :** 1 barre protéinée (voir note p. 89).
- **Dîner :** soupe de poireaux, escalope de veau, épinards, chou blanc.
- **Collation (si faim) :** 2 kiwis.

Vendredi

- **Au lever :** 1 ou 2 oranges pressées.
- **Petit déjeuner :** 1 tranche de pain complet avec 1 noisette de beurre et de l'emmental allégé, 1 thé ou café décaféiné.

• **Collation (si faim) :** 1 barre protéinée (voir note p. 89).
• **Déjeuner :** thon au naturel, mayonnaise allégée, salade mixte (radis, tomates, concombre, laitue).
• **Goûter (si faim) :** 1 pomme.
• **Dîner :** soupe aux épinards, saumon, tomates, blancs de poireaux, carottes.
• **Collation (si faim) :** 2 abricots.

Samedi

• **Au lever :** 1 orange et 1 pamplemousse pressés.
• **Petit déjeuner :** 1 tranche de pain complet avec 1 noisette de beurre et 1 yaourt nature, 1 thé ou café décaféiné.
• **Collation (si faim) :** 2 kiwis.
• **Déjeuner :** saumon fumé, 1 bol de laitue, ½ concombre, 1 c. à s. de vinaigrette allégée.
• **Goûter (si faim) :** 1 bol de flocons d'avoine + lait demi-écrémé.
• **Dîner :** soupe de cerfeuil, *Brochettes de dinde marinées* (voir p. 93).
• **Collation (si faim) :** 1 yaourt nature.

Dimanche

• **Au lever :** 1 orange, 1 pamplemousse et 1 citron pressés.
• **Petit déjeuner :** *omelette aux champignons et au persil* (voir p. 92), 1 tranche de pain complet avec une noisette de beurre, 1 thé ou café décaféiné.
• **Collation (si faim) :** 2 blancs de dinde.
• **Déjeuner :** salade niçoise (salade, tomate, anchois, thon, concombre mais pas de riz), 1 tranche de pain complet.
• **Goûter (si faim) :** 5 abricots secs.
• **Dîner :** rôti de veau, carottes et brocolis.
• **Collation (si faim) :** 1 yaourt nature.

Vos recettes personnalisées

Velouté de pois cassés

Ingrédients (pour 4 personnes) :	
• ¾ de litre d'eau • 100 g de pois cassés • 6 champignons • 3 gousses d'ail • 1 oignon • Quelques fleurs (violettes odorantes, primevères, bourrache, soucis...) pour la décoration (facultatif)	Lavez et rincez les pois cassés. Plongez-les dans l'eau froide et lancez la cuisson. Écumez régulièrement. Après ¼ d'heure, ajoutez les gousses d'ail pressées, les champignons coupés en lamelles, l'oignon coupé en dés. Laissez cuire encore 15 minutes. Mixez le tout finement. Si trop d'eau s'est évaporée, rajoutez un peu d'eau tiède pour arriver à la consistance du velouté. Servez aussitôt parsemé de fleurs lavées et essuyées.

Omelette aux champignons et au persil

Ingrédients (pour 4 personnes) :	
• 4 œufs • 500 g de champignons de Paris • 3 c. à s. de persil à feuilles plates	Fouettez les œufs dans un saladier moyen. Faites chauffer une poêle antiadhésive et faites-y cuire les champignons jusqu'à ce qu'ils soient tendres. Ciselez grossièrement le persil. Faites cuire à feu moyen les œufs en gardant l'omelette baveuse. Garnissez du mélange champignons-persil et repliez l'omelette en deux.

Brochettes de dinde marinées

Ingrédients
(pour 4 personnes) :

- 600 g de filets de dinde
- 1 poivron jaune
- 1 poivron rouge
- 1 courgette
- 6 c. à s. d'huile d'olive
- 3 c. à s. de jus de citron
- 2 c. à s. de basilic haché
- 1 gousse d'ail hachée
- Sel, poivre du moulin

Préparez la marinade : dans un bol mélangez l'huile, le citron, l'ail et le basilic. **S**alez et poivrez.

Coupez les filets de dinde et les poivrons en cubes de 5 cm.

Détaillez la courgette en lanières pour entourer chaque morceau de viande.

Trempez les poivrons quelques instants dans une casserole d'eau bouillante.

Formez vos brochettes en alternant 1 cube de viande et courgette et 1 carré de poivron jaune et rouge.

Disposez les brochettes dans un plat, recouvrez-les de marinade et laissez mariner pendant 40 minutes.

Préchauffez votre gril avant d'y poser les brochettes.

Faites cuire 3 minutes sur chaque face.

Votre « programme sport »

Démarrer une activité physique douce (voire très douce si le surpoids est important) est essentiel pour vous. Cela contribue à augmenter les dépenses énergétiques (donc à accélérer l'amincissement), mais aussi à modérer l'appétit et à gagner de la masse musculaire en faisant fondre la masse grasse. L'impact sur la silhouette sera visible. Idéalement, surtout si le surpoids est important, mieux vaut privilégier les sports « portés », où le poids se fait moins sentir (vélo, activités aquatiques…).

Lundi : 20 minutes de vélo à allure tranquille.

Mardi : repos.

Mercredi : 20 minutes de marche rapide.

Jeudi : repos.

Vendredi : 20 minutes de vélo à allure tranquille.

Samedi : repos.

Dimanche : 45 minutes de randonnée en vélo (sol plat).

Après un mois minimum, augmentez doucement le temps d'exercice en tenant compte de vos progrès et sans vous épuiser inutilement (30 minutes au lieu de 20, puis 45 minutes après quelques semaines si vous vous sentez bien). Pour la marche, vous alternerez alors marche lente et rapide (par exemple, pour une séance de 30 minutes, comptez 10 minutes de marche lente et 20 minutes de marche rapide).

Vos exercices spécifiques

Ils vont vous réapprendre progressivement à bouger tout en douceur, à vous dérouiller, en quelque sorte…

- Exercice 1

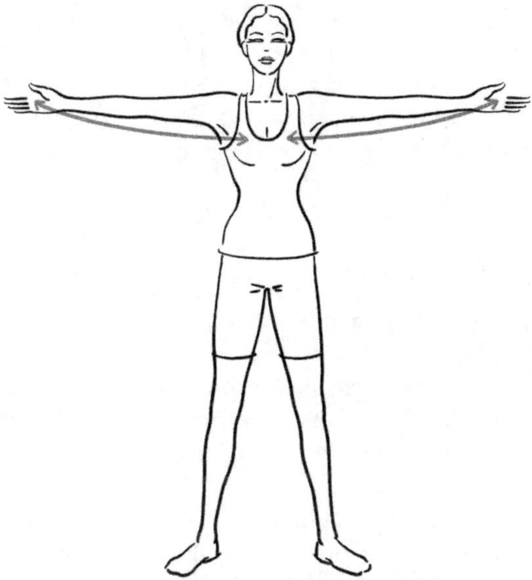

Debout, jambes légèrement écartées, bras tendus devant vous à hauteur des épaules. Ouvrez les bras en croix et refermez-les comme pour applaudir.

• **Nombre de répétitions :** 3 séries de 10 répétitions (avec un temps de repos égal à celui de l'exercice entre chaque série).

• **Repos (3 minutes) :** debout, inspirez lentement et profondément pour remplir d'air non seulement votre thorax, mais aussi votre abdomen. Puis rentrez le ventre et chassez l'air en expirant de l'abdomen vers le thorax.

• Exercice 2

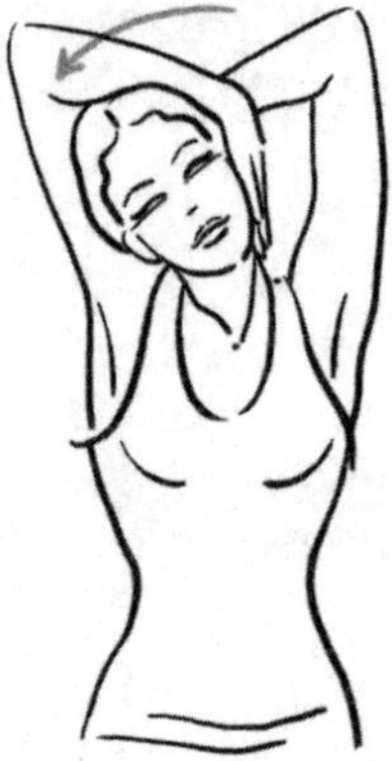

En position assise, main à plat entourant la tête, entraînez délicatement votre tête vers les épaules, pour rapprocher votre oreille de votre épaule. Recommencez de l'autre côté.
• **Nombre de répétitions :** 3 séries de 10 répétitions de chaque côté (avec un temps de repos égal à celui de l'exercice entre chaque série).
• **Repos (3 minutes) :** allongé sur le dos, inspirez lentement et profondément pour remplir non seulement votre thorax, mais aussi votre abdomen. Puis rentrez le ventre et chassez l'air en expirant de l'abdomen vers le thorax.

• Exercice 3

Placez votre main droite entre vos deux omoplates en passant le bras derrière la nuque, coude vers le haut. Avec l'autre main, poussez légèrement sur votre coude jusqu'à sentir l'étirement des muscles des bras. Changez de bras.
• **Nombre de répétitions :** 3 séries de 10 répétitions de chaque côté (avec un temps de repos égal à celui de l'exercice entre chaque série).

→

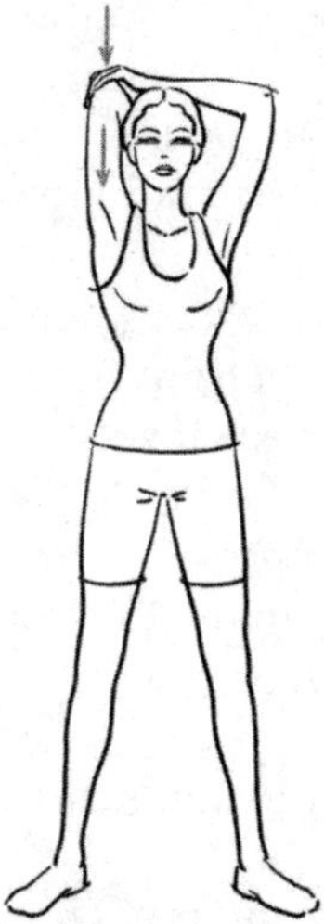

Mon « ordonnance naturelle »

L'objectif : réduire la sensation de faim, surtout en début de régime puisque les portions vont être, nécessairement, sérieusement réduites.

- Ma formule idéale [1]

❀ *Gomme de guar* (pour diminuer la faim)

→ 1 gélule matin, midi et soir à prendre pendant les repas avec un grand verre d'eau. Buvez abondamment de l'eau dans l'heure qui suit le repas.

❀ *Resvératrol* (pour activer le déstockage des graisses sur le haut du corps)

→ 1 gélule matin et midi.

1. Les plantes doivent impérativement être prescrites ou conseillées par des professionnels de la santé ayant reçu une formation adéquate dans ce domaine.

- En complément, pour diminuer les symptômes associés

❀ *Ginseng* (pour éviter la fatigue)
→ 2 gélules matin et midi à prendre avec un grand verre d'eau.

❀ *Chrome* (pour favoriser l'équilibre du métabolisme des sucres et éviter les pulsions sucrées)
→ 1 gélule matin midi et soir.

❀ *Vigne rouge* (pour limiter les pénibles sensations de chaleur après les repas)
→ 1 gélule matin, midi et soir à prendre pendant les repas avec un grand verre d'eau.

Les techniques complémentaires

Le drainage lymphatique manuel	?
La thermodermie ®	++
La pressothérapie	–
L'endermologie ®	+
La mésothérapie	–
La liposculpture	–

+++ *recommandée* – *sans intérêt*
++ *très efficace* ? *non évaluée*
+ *efficace*

2. Surcharge pondérale de sédentarité

Votre profil

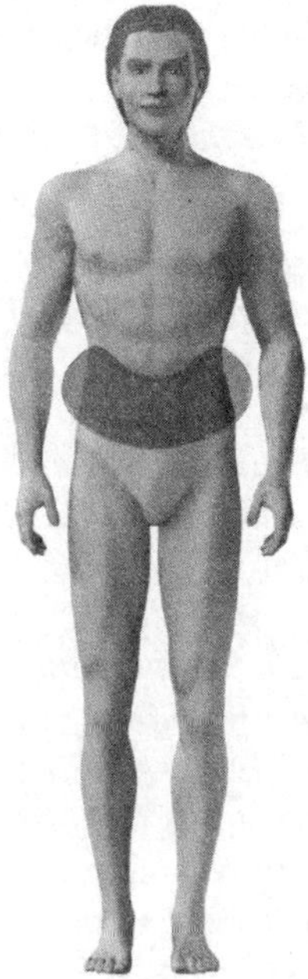

Ces petits bourrelets sur les côtés ont beau avoir été baptisés « poignées d'amour », ils désespèrent bon nombre de messieurs. Pouvant apparaître même chez les personnes minces, dont ils viennent alourdir les flancs, ils sont facilement reconnaissables, surtout de dos.

Comment caractériser ce type de surcharge ?

C'est signé : un aspect un peu « bouée », généralement aggravé par le relâchement des muscles abdominaux, que l'on ne fait plus suffisamment travailler… Au toucher, la graisse est froide. Seul le tour de taille est augmenté. La surcharge pondérale se limite à 3 kg maximum chez la femme et 5 kg chez l'homme. Si le surpoids est plus important, c'est qu'une autre cause est en jeu, et ce n'est plus le même profil.

Un peu d'histoire…

Pendant longtemps, la personne n'a eu aucun problème de poids, et ne se souciait pas de son alimentation. Et puis un jour, une remarque d'un proche, ou une photo en maillot donne l'alerte : que font-ils là, ces bourrelets autrefois inconnus, alors que la balance ne compte que quelques petits kilos de plus ? Un petit régime ou une reprise de l'activité physique quelque peu négligée peut les atténuer un moment… mais ils reviennent, ils sont là, et semblent bien accrochés aux flancs.

Témoignage

« Docteur, je viens pour ma bouée ! » De ses deux mains, Philippe empoigne ses poignées d'amour. Il a 38 ans, une silhouette athlétique… mais qui s'est, récemment, sérieusement alourdie au-dessus de la ceinture, ce qui se voit même de dos. On a effectivement l'impression qu'il porte sous sa chemise une bouée de sauvetage ! Philippe a toujours mangé ce qu'il voulait sans particulièrement surveiller son alimentation : sportif, il faisait un ou deux joggings par semaine et jouait au football le week-end en club. Malheureusement, suite à une déchirure des ligaments du genou, il a dû arrêter le sport brutalement. Les résultats ne se sont pas fait attendre ! Cela le désespère d'autant plus que ses copains le « charrient ». « Je ne mange pas plus qu'avant, m'explique-t-il. Comme je ne supporte pas mes poignées d'amour, j'ai même fait un régime piqué dans un des magazines de ma femme, mais cela n'a pas du tout marché puisque je n'ai absolument pas maigri "de là". J'ai l'impression de ne rien y pouvoir et de m'empâter à grande vitesse. »

Pourquoi grossit-on ainsi ?

L'effet « bouée » est typique de ceux qui mangent trop de sucres quels qu'ils soient (« rapides » ou « lents »), mais qui, par insuffisance d'activité physique, n'en « brûlent » pas assez. Le plus souvent, on retrouve ce problème soit lorsqu'une personne sportive arrête son activité sans réduire proportionnellement son alimentation, soit au fur et à mesure de la surconsommation de sucres chez un sédentaire qui ne se dépense pas assez. Il est souvent retrouvé chez les longilignes qui « s'empâtent » malgré un bon tonus des muscles abdominaux latéraux.

Attention toutefois, il existe de « fausses bouées », le syndrome « Canada Dry » ! En effet, la position assise prolongée et le vieillissement provoquent chez de nombreuses personnes un tassement des disques vertébraux, spécialement dans la zone de la taille. Celle-ci devient plus courte, la distance qui sépare le bas des côtes du dessus des hanches diminue, la peau plisse. D'où l'épaississement de la silhouette au fur et à mesure que le temps passe. Mais il s'agit alors d'un plissement simple sans prise de poids.

Qui est concerné ?

Le plus souvent, des hommes et des femmes anciens sportifs, qui ont arrêté l'entraînement mais n'ont pas pour autant freiné leur appétit. Et des sédentaires « purs et durs ».

Quels sont les risques ?

Les poignées d'amour sont le reflet de la sédentarité, dont les risques sont maintenant établis. Quand on regarde la fréquence des maladies cardiaques et des accidents vasculaires cérébraux (les « attaques »), on constate que le mode de vie sédentaire est, à lui seul, un facteur de risque beaucoup plus important que le tabagisme, le diabète, ou le taux élevé de cholestérol. Un chiffre ? Une personne qui ne pratique pas d'activité physique a 50 % de risque supplémentaire d'avoir un jour un infarctus ou un accident vasculaire cérébral. D'autre part, ce type de surcharge peut évoluer lentement vers une obésité abdominale métabolique, avec les facteurs de risque pour la santé qui y sont liés.

Les solutions…

Les grands principes de votre régime

Avant toute chose, je vous conseille de lire attentivement tous mes conseils généraux concernant l'alimentation, que vous trouverez dans la partie « Agir sur tous les fronts », p. 35.

Vous allez reprendre le sport, vous n'avez donc pas à vous « serrer la ceinture » et vous pouvez manger copieusement. Simplement, vous devez « recentrer » vos menus sur deux catégories d'aliments : les sucres dits « lents » (qui vont vous apporter l'énergie nécessaire à votre activité physique, et dont les rations seront augmentées les jours de sport), ainsi que les protéines (qui vont « faire du muscle ») : vous consommerez ces dernières à chaque repas (y compris le petit déjeuner) et même lors de vos collations facultatives. Par contre, les graisses et les sucres rapides (c'est-à-dire les sucreries qui viennent se stocker sur vos hanches) seront supprimés.

Votre journée type

Dès que vous sortez du lit

- 1 grand verre d'eau fraîche ou le jus d'1 ou 2 oranges pressées, ou le jus de 2 citrons ou d'1 pamplemousse, nature et très froid (pour éviter la constipation) avec la pulpe.

Petit déjeuner

- 1 œuf à la coque ou dur ou cuit à la poêle antiadhésive (sans graisse) ou 1 tranche de jambon cru.
- 1 tranche de pain complet avec 1 noisette de beurre.
- 1 tranche de fromage à moins de 35 % de MG.
- 1 thé ou café décaféiné (car la caféine augmente l'appétit) avec si vous le désirez un peu de lait demi-écrémé et/ou édulcorant.

Dans la matinée (si vous avez faim)

- 1 barre hyperprotéinée ou 1 yaourt maigre au soja ou 1 œuf ou 2 tranches de jambon de volaille dégraissé.

Déjeuner

- 1 sandwich de pain complet avec du saumon fumé.
- 1 salade verte ou 1 assiette de légumes verts au choix avec 1 filet d'huile ou 1 noisette de beurre.

Goûter

- 1 bol de céréales müesli sans sucre ajouté avec du lait demi-écrémé ou 1 fruit frais ou 1 barre hyperprotéinée.

Dîner

- Poisson ou viande au choix (sauf agneau ou mouton).
- 1 légume au choix (de préférence 1 légume vert, mais aussi de temps à autre 1 légumineuse : lentille, haricot sec, pois chiche…).

- 1 bol de pâtes ou de riz ou de blé ou de toute autre céréale, avec 1 filet d'huile d'olive ou 1 noisette de beurre ou 1 c. à s. de crème fraîche à 20 % de MG maximum.

En soirée

- 1 petit bol de fruits frais ou 1 laitage nature (fromage blanc, yaourt nature…).

Une semaine de menus conçus pour vous

Les plats en italique correspondent à des recettes de ce livre.

Lundi

- **Au lever :** 1 orange et 1 pamplemousse pressés.
- **Petit déjeuner :** yaourt nature, avocat, germes de blé, 1 tranche de pain complet, 1 thé ou café décaféiné.
- **Collation (si faim) :** 1 œuf dur.
- **Déjeuner :** haricots verts à la mozzarella, 1 tranche de pain complet.
- **Goûter :** 1 bol de müesli + lait demi-écrémé.
- **Dîner :** 1 filet de dinde, 1 petit bol de riz, haricots verts.
- **Collation (si faim) :** 1 bol de fruits frais.

Mardi

- **Au lever :** 2 oranges pressées.
- **Petit déjeuner :** 1 tranche de pain complet avec une noisette de beurre et du camembert allégé, fruit frais, 1 thé ou café décafeiné.
- **Collation (si faim) :** 1 barre protéinée (voir note p. 89).
- **Déjeuner :** salade : 2 tomates, haricots verts cuits à la vapeur, thon au naturel, 1 c. à c. d'huile d'olive, 1 tranche de pain complet.
- **Goûter :** 1 barre protéinée (voir note p. 89).

• **Dîner :** 1 steak de bœuf maigre, petits pois, 1 bol de salade de blé.
• **Collation (si faim) :** 1 bol de fromage blanc.

Mercredi

• **Au lever :** 1 orange, 1 pamplemousse et 1 citron pressés.
• **Petit déjeuner :** *compote de tofu et coulis de framboise* (voir p. 107), 1 thé ou café décafeiné.
• **Collation (si faim) :** 1 œuf dur.
• **Déjeuner :** 1 tartare de bœuf, salade mixte, 1 c. à s. de vinaigrette, 1 tranche de pain complet.
• **Goûter :** 1 pomme.
• **Dîner :** 1 filet de poulet, brocolis, 1 petit bol de blé cuit.
• **Collation (si faim) :** 2 abricots.

Jeudi

• **Au lever :** 1 orange et 1 citron pressés.
• **Petit déjeuner :** 1 œuf à la coque, 1 tranche de pain intégral avec une noisette de beurre, 1 thé ou café décafeiné.
• **Collation (si faim) :** 1 yaourt au soja.
• **Déjeuner :** pâtes à la napolitaine (coulis de tomate, basilic, origan et dés de jambon).
• **Goûter :** 1 barre protéinée (voir note p. 89).
• **Dîner :** 1 filet de cabillaud, tomates, blancs de poireaux, carottes, 1 bol de riz.
• **Collation (si faim) :** 1 orange.

Vendredi

• **Au lever :** 1 orange et 1 pamplemousse pressés.
• **Petit déjeuner :** fromage blanc 0 % de MG avec ou sans édulcorant et 6 fraises, 1 tranche de pain complet, 1 thé ou café décafeiné.
• **Collation (si faim) :** 1 barre protéinée (voir note p. 89).
• **Déjeuner :** 1 sandwich au saumon fumé.

• **Goûter :** 1 bol de fruits frais.
• **Dîner :** 1 filet de porc, 1 petit bol de pâtes, épinards.
• **Collation (si faim) :** 1 pomme.

Samedi

• **Au lever :** 1 ou 2 oranges pressées.
• **Petit déjeuner :** 1 tranche de pain complet avec une tranche de jambon cru, 1 thé ou café décafeiné.
• **Collation (si faim) :** 2 tranches de blanc de dinde.
• **Déjeuner :** salade niçoise, 2 tranches de pain complet avec de la truite fumée.
• **Goûter :** 5 abricots secs.
• **Dîner :** *blanquette de veau à l'ancienne* (voir p. 109), 1 bol de riz.
• **Collation (si faim) :** 1 yaourt nature.

Dimanche

• **Au lever :** 1 orange, 1 pamplemousse et 1 citron pressés.
• **Petit déjeuner :** 1 omelette nature, 1 tranche de pain complet avec une noisette de beurre, 1 thé ou café décafeiné.
• **Collation (si faim) :** 1 bol de fruits frais.
• **Déjeuner :** *soupe de poissons de Marseille* (voir p. 108), 1 tranche de pain complet.
• **Goûter :** 1 bol de flocons d'avoine + lait demi-écrémé.
• **Dîner :** 1 escalope de veau, champignons, 1 petit bol de riz.
• **Collation (si faim) :** 2 kiwis.

Vos recettes personnalisées

Compote de tofu au coulis de framboise

Ingrédients
(pour 4 personnes) :

- 250 g de tofu
- 1 c. à s. d'édulcorant
- 1 zeste de citron
- 300 g de framboises
- Extrait de vanille (4 gouttes)

Émiettez le tofu et passez-le au mixeur avec 2 gouttes de vanille, l'édulcorant et le zeste de citron.

Répartissez cette crème dans des coupelles et laissez-les reposer au frais.

Réservez quelques framboises pour la décoration et mettez les autres à cuire 15 minutes à feu doux avec 2 gouttes de vanille.

Passez le coulis au chinois et laissez-le refroidir.

Nappez chaque coupelle de coulis de framboises, décorez de quelques fruits et servez aussitôt.

Soupe de poisson de Marseille

Ingrédients
(pour 6 personnes) :

- 1,5 kg de poissons de roche
- 6 tomates
- 3 gousses d'ail
- 2 oignons
- 2 branches de céleri
- 1 bouquet garni (persil, thym, laurier)
- 1 piment rouge doux
- 1 c. à s. de fenouil (en grains)
- 1 dose de safran
- 1 c. à s. d'huile d'olive

Préparation du bouillon

Chauffez l'huile dans la cocotte. Jetez-y ail, oignon et céleri hachés, salez, faites suer 15 minutes à feu doux.

Épépinez, morcelez les tomates, ajoutez-les avec le bouquet garni, le piment épépiné haché et le fenouil.

Versez 1,5 l d'eau, ajustez l'assaisonnement en sel. Couvrez. Laissez frémir 15 minutes sur feu très doux.

Ajoutez les poissons dans la cocotte sur feu vif.

Au premier bouillon, baissez le feu, laissez frémir 15 minutes.

Versez le tout dans la passoire posée sur le saladier pour récupérer le bouillon.

→

Soupe de poisson de Marseille (suite)

Pour la rouille

- 30 g de pain
- 12 gousses d'ail
- 1 c. à c. de harissa (facultatif)
- 4 c. à s. d'huile d'olive
- 2 c. à s. de jus de citron
- Gros sel

Ôtez le bouquet et le gros des arêtes : transférez poissons et légumes dans le moulin à légumes posé sur le saladier.

Moulinez au-dessus de la cocotte énergiquement. De temps à autre, répartissez un peu de bouillon de cuisson pour ramollir les chairs et faciliter leur passage. Il ne doit presque plus rien rester dans le moulin.

Mêlez la purée de poissons au bouillon. Ajoutez le safran, réchauffez.

Préparation rouille et croûtons

Pour la rouille mettez de la mie de pain en petits morceaux, le citron et l'huile dans le bol du robot.

Laissez le pain gonfler.

Ajoutez 1 pincée de gros sel, l'ail écrasé (éventuellement un peu de harissa). Goûtez l'assaisonnement du bouillon par rapport au piment rouge.

Mixez jusqu'à ce que le tout forme une purée bien liée.

Coupez la baguette en rondelles. Rangez-les sur la plaque du four, séchez et dorez-les sous le gril.

Frottez de l'ail sur les croûtons.

Blanquette de veau à l'ancienne

Ingrédients (pour 4 personnes) :

- 1 kg d'épaule de veau
- 1 carotte
- 3 blancs de poireaux
- 1 gros oignon
- 1 gousse d'ail
- 3 échalotes
- 1 branche de céleri
- 1 bouquet garni (persil, thym, laurier)
- 1 bouquet de persil
- 1 citron
- 400 g de champignons de Paris
- 4 c. à s. de vin blanc sec
- 3 jaunes d'œufs
- 1,5 dl de crème fraîche allégée
- 2 c. à s. de farine
- 70 g de beurre

Pelez carotte, ail, échalotes et oignon. Hachez ce dernier ainsi que les blancs de poireaux ; coupez les échalotes et la carotte en deux.

Portez à ébullition 2 litres d'eau dans un grand faitout, plongez-y les morceaux de viande pendant environ 1 minute pour les blanchir. Puis égouttez la viande, rincez-la sous l'eau froide et jetez l'eau de cuisson.

Replacez la viande dans le faitout rincé. Ajoutez oignon et poireaux hachés, carottes, échalotes, ail, céleri et bouquet garni.

Salez, poivrez et mouillez avec le vin. Ajoutez de l'eau pour que la viande et les légumes soient immergés. Couvrez.

Portez à ébullition et laissez cuire 1 h 30. Faites cuire dans une poêle, avec 30 g de beurre, les champignons coupés et citronnés 10 minutes.

Préparez un roux blond : faites fondre le reste de beurre dans une casserole, saupoudrez-le avec la farine, mélangez vivement au fouet, puis laissez refroidir.

Quand la viande est cuite, mettez-la dans une passoire avec les légumes et récupérez le bouillon de cuisson.

Délayez le roux avec ce bouillon et amenez à ébullition en fouettant.

Remettez la viande et tous les légumes dans le faitout après avoir retiré bouquet garni, ail, céleri et carotte.

Ajoutez les champignons, versez la sauce et réchauffez le tout 10 à 15 minutes.

Juste avant de servir mélangez la crème et les jaunes d'œufs, incorporez-les à la sauce en tournant sans laisser bouillir.

Ajoutez quelques gouttes de jus de citron. Servez dans un plat creux avec du persil.

Votre « programme sport »

La reprise de l'activité sportive est impérative pour réharmoniser la silhouette, puisque la sédentarité est la cause première du problème. L'impact direct sur le poids ne sera pas forcément important (on ne maigrit pas obligatoirement), mais la masse grasse va fondre au profit de la masse musculaire.

Lundi : 20 minutes de vélo.

Mardi : repos.

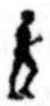

Mercredi : 30 minutes d'alternance marche/course à rythme modéré.

Jeudi : repos.

Vendredi : 20 minutes de vélo à allure tranquille.

Samedi : repos.

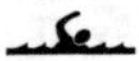

Dimanche : 60 minutes de marche à pied, jogging, VTT, natation, tennis (au choix).

Vos exercices spécifiques

Ils sont ciblés sur les muscles obliques (ceux qui dessinent la taille), et sur le transverse (qui forme une sorte de gaine naturelle tout autour du ventre et l'aide à rester plat).

- Exercice 1

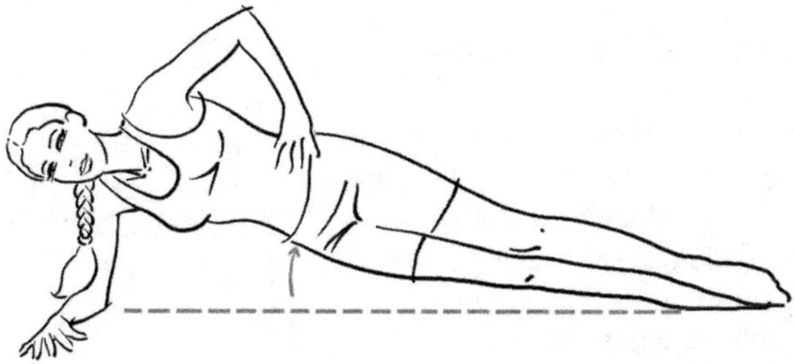

Allongez-vous sur le côté droit en appui sur le coude, qui doit être bien dans l'axe de l'épaule. Les jambes sont tendues.

Décollez le bassin du sol, de sorte que vous n'êtes en appui que sur votre avant-bras droit et votre pied droit. Votre corps doit dessiner une ligne droite. Votre dos est étiré. Tenez la pose pendant 5 à 10 secondes puis redescendez lentement en position de départ.

• **Nombre de répétitions :** 10 de chaque côté.

• **Repos (3 minutes) :** debout, inspirez lentement et profondément pour remplir non seulement votre thorax, mais aussi votre abdomen. Puis rentrez le ventre et chassez l'air en expirant de l'abdomen vers le thorax.

• Exercice 2

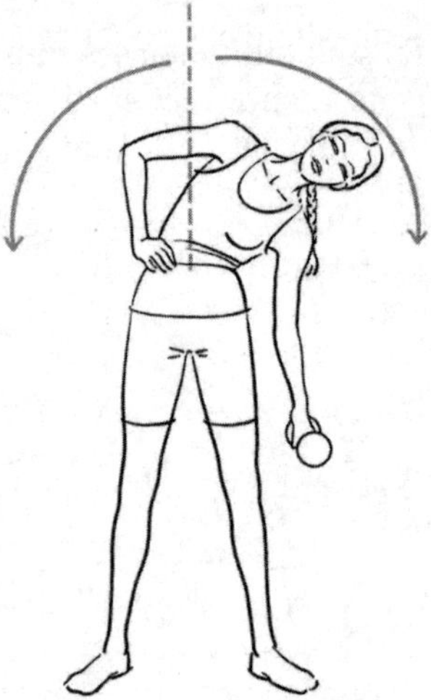

Debout, pieds écartés, main droite posée sur la taille, un haltère (de 250 à 500 g maximum) ou une boule de pétanque dans la main gauche, le bras gauche tendu. Inclinez le plus possible le buste du côté droit en descendant le plus bas possible. Ne vous penchez pas en avant. Remontez le buste et descendez le plus bas possible du côté gauche.

• **Nombre de répétitions :** 10 de chaque côté.

• **Repos (3 minutes) :** allongé sur le dos, inspirez lentement et profondément pour remplir non seulement votre thorax, mais aussi votre abdomen. Puis rentrez le ventre et chassez l'air en expirant de l'abdomen vers le thorax.

• Exercice 3

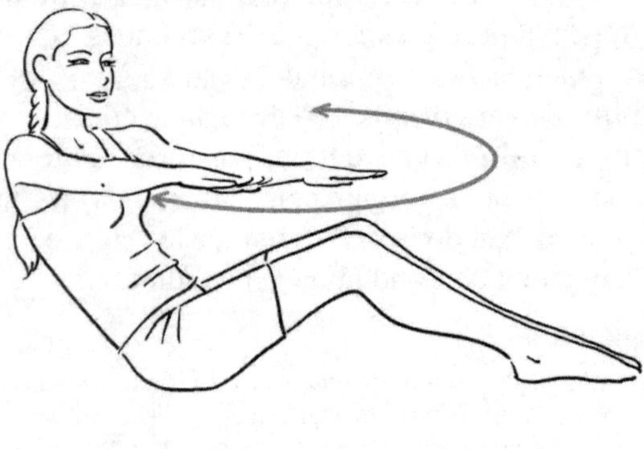

→

Semi-allongé, en appui sur les fesses, genoux pliés, pieds posés au sol, buste incliné. Tout en gardant le buste incliné effectuez des rotations du buste avec les bras tendus de gauche à droite (ne reposez pas le dos au sol pendant l'exécution de vos mouvements). Les bras doivent passer au-dessus des genoux.

• **Nombre de répétitions :** 10 de chaque côté.

Mon « ordonnance naturelle »

L'objectif : avant tout, stimuler la fonte des graisses localisées.

- Ma formule idéale[1]

❀ *CLA* (qui réduit le stockage des graisses, favorise leur combustion et la fabrication de muscle)
→ 1 gélule matin, midi, et soir.

❀ *Cacao* (diurétique et antistockage)
→ 1 gélule matin et midi à prendre pendant les repas avec un grand verre d'eau.

❀ *Thé vert* (pour stimuler la fonte des graisses et tout l'organisme)
→ 1 gélule matin et midi à prendre pendant les repas avec un grand verre d'eau.

❀ *Resvératrol* (pour activer le déstockage des graisses sur le haut du corps)
→ 1 gélule matin et midi.

1. Les plantes doivent impérativement être prescrites ou conseillées par des professionnels de la santé ayant reçu une formation adéquate dans ce domaine.

Les techniques complémentaires

Le drainage lymphatique manuel	–
La thermodermie ®	+
La pressothérapie	–
L'endermologie ®	+
La mésothérapie	+
La liposculpture	++

+++ *recommandée* – *sans intérêt*

++ *très efficace* ? *non évaluée*

+ *efficace*

3. Surcharge pondérale abdominale nerveuse

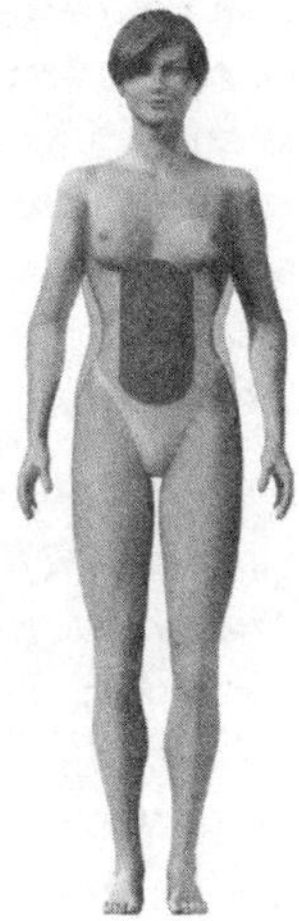

Votre profil

C'est sur le devant de l'abdomen que se concentre principalement le problème : le gras se loge « en bouclier », et dessine un hexagone vertical proéminent sur le ventre, du sternum au pubis. Cet hexagone est bordé de deux fossettes allongées sur les flancs. De profil, le ventre semble pointu.

Comment caractériser ce type de surcharge ?

À ce profil correspondent trois symptômes, quasiment systématiquement retrouvés parallèlement à la prise de poids. D'une part, des pulsions sucrées (si vous êtes de nature anxieuse, nerveuse), d'autre part, des crampes et de la spasmophilie (en cas de fatigue, de baisse d'énergie) et enfin, des ballonnements au moindre « coup de stress ». Des hypoglycémies (coups de pompes, généralement en fin de matinée ou d'après-midi, liés à un manque de sucre), sont fréquentes. Seul le tour de taille est augmenté, et la surcharge pondérale n'excède pas dix kilos. La graisse est chaude, dure et sensible à la pression, mais on retrouve souvent une zone froide au milieu du ventre, au niveau du plexus solaire.

Un peu d'histoire…

Cette surcharge localisée débute et s'aggrave avec le stress. Chaque épisode anxieux, chaque situation angoissante, vous fait gonfler un peu plus. Par contre, en période de repos, de vacances, c'est-à-dire quand vous vous sentez serein(e), vous « déballonnez » : votre ventre s'aplatit, comme par enchantement et ne se rappelle pas à vos bons souvenirs : vous pouvez même « l'oublier » !

Témoignage

« Christelle est mariée et a 2 enfants. Elle déteste son ventre, qu'elle trouve gros alors qu'elle ne présente pourtant pas de surpoids. Elle est très tendue et nerveuse. Sa vie actuelle est difficile : elle a perdu son travail il y a un an, elle et son mari envisagent une séparation, ses enfants sont « pénibles ». Elle ne mange pas beaucoup, mais se réfugie dans le sucré dès qu'elle se sent tracassée ou fatiguée : le soir, il lui arrive souvent de dévorer du Nutella à la petite cuillère. Elle se sent aussi fatiguée, surtout vers 10 heures et 17 heures ; dès qu'elle s'énerve, elle ballonne, a mal au ventre et des crampes. Pourtant, elle est la première à reconnaître que dernièrement, en vacances, elle n'a pas eu de pulsions sucrées ni de difficultés digestives. »

Pourquoi grossit-on ainsi ?

Sous l'influence des stress répétés, d'une anxiété latente, le cerveau réagit et déclenche des mécanismes de lutte qui impliquent le corps tout entier. Cela provoque notamment un dérèglement plus ou moins important de la sécrétion d'insuline, hormone impliquée dans la régulation du taux de sucre sanguin. Des crises d'hyperinsulinémie (donc de sécrétion trop forte de cette hormone) provoquent des hypoglycémies (baisse du taux de sucre sanguin), accompagnées de coups de pompe, maux de tête, crampes, voire malaises et accès de panique. S'installent alors des fringales de stress, calmées par l'ingestion de sucreries diverses et variées… Vive le distributeur de barres chocolatées ! Comme parallèlement l'insuline facilite le stockage dans les cellules graisseuses, tout particulièrement celles localisées dans l'abdomen, les fringales sucrées se payent vite très cher… Le problème, c'est que toute « crise de manque » est calmée sur le moment, mais que l'ingestion de sucres déclenche peu après une nouvelle sécrétion d'insuline, donc une hypoglycémie, donc une nouvelle crise… c'est un véritable cercle vicieux.

Qui est concerné ?

Des anxieux chroniques, des stressés, des inquiets qui grignotent, tous les hommes et femmes que le sucré calme et apaise.

Quels sont les risques ?

Cette surcharge, si elle s'accentue, peut évoluer vers une obésité abdominale métabolique, avec les risques habituels liés à ce type de surpoids (hypertension artérielle, problèmes cardiaques…).

Les solutions…

Les grands principes de votre régime

Avant toute chose, je vous conseille de lire attentivement tous mes conseils généraux concernant l'alimentation, que vous trouverez dans la partie « Agir sur tous les fronts », p. 35.

L'anxieux(se) ou le(la) stressé(e) que vous êtes a tendance à sauter les principaux repas, mais à manger compulsivement (généralement des « saletés » : sucreries, biscuits, chips…) pour s'apaiser en cas de tension nerveuse. De plus vous êtes sujet(te) aux fringales… Souvent, vous êtes un(e) drogué(e) du sucre ! Malheureusement, celui-ci ne calme que transitoirement vos fringales, et en provoque de nouvelles quelque temps plus tard. Votre régime devra donc vous aider à prévenir les fringales, grâce à des sucres dits « lents » (digérés plus lentement par l'organisme), et en bannissant à l'inverse tous ces sucres rapides qui vous maintiennent dans un cercle vicieux. D'autre part, il mettra l'accent sur les légumes (riches en fibres, en vitamines et minéraux), à la condition de ne pas abuser de tout ce qui est cru, souvent irritant pour le tube digestif.

Enfin, vous devrez augmenter votre ration de protéines, là encore pour limiter les fringales, et consommer des aliments riches en magnésium (antistress), ainsi qu'en tryptophane (un précurseur de la sérotonine, substance cérébrale « apaisante »). Pour réduire les troubles du comportement alimentaire et lutter contre vos envies de sucreries, les aliments renfermant de la phénylalanine, tyrosine, vitamines B1, B6 et E vous sont particulièrement recommandés.

Les principales sources de tous ces micronutriments sont les suivantes.

- *Pour le magnésium :* fruits secs (noisettes, noix, amandes), eaux minérales, chocolat.
- *Pour le tryptophane :* viande, volaille, poisson, produits laitiers, noix de Cajou, soja, foie, amandes, cacahuètes, levure de bière, pain complet au levain, céréales, riz, pâtes, haricots, pois chiches, lentilles, kiwis, abricots, prunes, ananas, tomates.

- **Pour la phénylalanine :** pain, abats, œufs, fromage, lait, riz complet.
- **Pour la tyrosine :** viande de veau, raie, thon, langouste, flocons d'avoine.
- **Pour la vitamine B1 :** levure de bière, viande de porc, germes de blé, légumes secs (pois, lentilles, haricots), abats (foie, rognons), fruits secs (noisettes, noix, amandes), céréales complètes.
- **Pour la vitamine B6 :** persil, chou-fleur, germes de blé, haricots, haricots verts, lentilles, viande.
- **Pour la vitamine E :** huiles végétales, et de façon plus discrète dans le beurre, le lait entier, le foie, les œufs, les asperges, les légumes à feuilles vertes (épinards, choux, salades…).

Votre journée type

Dès que vous sortez du lit

- Boire 1 grand verre d'eau fraîche.

Petit déjeuner

- 1 tranche de pain complet.
- 1 noisette de beurre allégé.
- 1 tranche de fromage à moins de 35 % de MG ou 1 bol de céréales müesli sans sucre ajouté avec du lait demi-écrémé.
- 1 thé ou café décaféiné (car la caféine augmente l'appétit) avec, si vous le désirez, un peu de lait demi-écrémé et/ou édulcorant, ou 1 tisane de plantes calmantes.

Dans la matinée (si vous avez faim)

- 5 abricots secs, ou 1 petite poignée de fruits oléagineux, ou 1 yaourt au soja, ou 1 fruit frais.

Déjeuner

- 1 assiette de légumes cuits avec 1 filet d'huile d'olive.
- crevettes, thon au naturel, saumon au naturel, blanc de poulet, ou 1 tranche de rôti de veau ou de bœuf.

Goûter

- 1 fruit au choix (parmi ceux figurant sur la liste des fruits autorisés, p. 39), ou 1 barre ou des biscuits hyperprotéinés.

Dîner

- Poisson ou viande au choix (sauf agneau ou mouton).
- 2 légumes dont 1 légume vert (et éventuellement 1 légumineuse type lentilles) avec 1 filet d'huile d'olive ou 1 noisette de beurre.

En soirée

- Tisane de camomille.

Une semaine de menus conçus pour vous

Les plats en italique correspondent à des recettes de ce livre.

LUNDI

• **Au lever :** 1 grand verre d'eau fraîche.

• **Petit déjeuner :** 1 tranche de pain complet avec une noisette de beurre et du gruyère allégé, 1 thé ou café décaféiné.

• **Collation :** 10 noix de cajou.

• **Déjeuner :** *salade aux épinards et dindonneau* (voir p. 124).

• **Goûter :** 5 abricots.

• **Dîner :** 1 filet de porc, lentilles, haricots verts.

• **Au coucher :** tisane.

Mardi

- **Au lever :** 1 grand verre d'eau fraîche.
- **Petit déjeuner :** 1 bol de müesli + lait demi-écrémé, 1 thé ou café décaféiné.
- **Collation :** 1 yaourt au soja.
- **Déjeuner :** 1 tranche de rosbif froid, jardinière de légumes.
- **Goûter :** 1 bol de fruits frais.
- **Dîner :** 1 steak haché à 5 % de MG, haricots verts, carottes.
- **Au coucher :** tisane.

Mercredi

- **Au lever :** 1 grand verre d'eau fraîche.
- **Petit déjeuner :** *tarte au fromage blanc* (voir p. 123), 1 thé ou café décaféiné.
- **Collation :** 1 barre protéinée (voir note p. 89).
- **Déjeuner :** 1 blanc de poulet, courgettes à la vapeur.
- **Goûter :** 2 kiwis.
- **Dîner :** 1 filet de poulet, courgettes, champignons.
- **Au coucher :** tisane.

Jeudi

- **Au lever :** 1 grand verre d'eau fraîche.
- **Petit déjeuner :** 1 tranche de pain complet avec une noisette de beurre et du camembert allégé, 1 thé ou café décaféiné.
- **Collation :** 1 yaourt au soja.
- **Déjeuner :** 1 tranche de saumon fumé, des blancs de poireaux froids et une vinaigrette.
- **Goûter :** 1 barre protéinée (voir note p. 89).
- **Dîner :** *1 escalope de veau aux pointes d'asperges* (voir p. 124), salade verte, vinaigrette.
- **Au coucher :** tisane.

Vendredi

- **Au lever :** 1 grand verre d'eau fraîche.
- **Petit déjeuner :** fromage blanc 0 % de MG avec ou sans édulcorant, 2 tranches de pain complet avec une noisette de beurre, 1 thé ou café décaféiné.
- **Collation :** 1 barre protéinée (voir note p. 89).
- **Déjeuner :** 1 tartare de bœuf, salade de concombre.
- **Goûter :** 1 bol de fruits frais.
- **Dîner :** 1 filet de porc, lentilles, haricots verts.
- **Au coucher :** tisane.

Samedi

- **Au lever :** 1 grand verre d'eau fraîche.
- **Petit déjeuner :** 1 tranche de pain complet avec une noisette de beurre et 1 portion de gouda allégé, 1 thé ou café décaféiné.
- **Collation :** 1 œuf dur.
- **Déjeuner :** salade, crevettes grises, 2 tomates.
- **Goûter :** 2 tranches d'ananas frais.
- **Dîner :** 1 filet de lieu noir, tomates, poireaux, carottes.
- **Au coucher :** tisane.

Dimanche

- **Au lever :** 1 grand verre d'eau fraîche.
- **Petit déjeuner :** fromage, 1 tranche de pain complet avec une noisette de beurre, 1 thé ou café décaféiné.
- **Collation :** 1 bol de fruits frais.
- **Déjeuner :** 1 tartare d'espadon, tian de légumes, 1 c. à s. de vinaigrette.
- **Goûter :** 1 bol de müesli + lait demi-écrémé.
- **Dîner :** 1 blanc de poulet, gratin de courgettes et de tomates.
- **Au coucher :** tisane.

Vos recettes personnalisées

Tarte au fromage blanc

Ingrédients
(pour 4 personnes) :

Pour la pâte :
- 100 g de fromage blanc à 0 % de MG
- 120 g de farine
- 1 c. à c. de levure
- 1 c. à s. d'eau tiède
- 1 c. à c. d'huile
- 1 pincée de sel

Pour la garniture :
- 400 g de fromage blanc à 0 % de MG
- 2 œufs
- 2 c. à s. de jus de citron
- 7 c. à s. d'édulcorant (en poudre)
- 1 c. à c. d'extrait de vanille
- 1 c. à c. de cannelle

Préchauffez votre four th. 6 (180 °C).

Dans un saladier, mélangez la farine, la levure, le sel, l'huile, le fromage blanc et l'eau. Travaillez cette pâte jusqu'à obtention d'une boule de pâte souple et élastique. Entourez-la de papier alimentaire et laissez-la reposer pendant 30 minutes.

Dans un autre saladier, mélangez le fromage blanc avec la vanille, 4 c. à s. d'édulcorant, le jus de citron et les œufs.

Étalez la pâte sur une tourtière graissée, piquez le fond de cette pâte et garnissez-la du mélange à base de fromage blanc. **E**nfournez pendant 25 minutes.

À la sortie du four, saupoudrez de cannelle et de l'édulcorant restant, puis laissez refroidir tout doucement.

Vous pouvez consommer cette tarte tiède ou froide, accompagnée par exemple d'un coulis de fruits rouges.

Escalopes de veau aux pointes d'asperges

Ingrédients
(pour 4 personnes) :

- 4 escalopes de veau
- 1 c. à s. de beurre
- 1 c. à s. d'huile d'arachide
- 10 cl de Noilly
- 20 cl de crème fraîche
- 300 g de pointes d'asperges cuites
- Sel, poivre

Faites chauffer le beurre et l'huile dans une sauteuse, faites cuire les escalopes 10 minutes et réservez-les au chaud.

Déglacez le jus de cuisson avec le Noilly et ajoutez la crème.

Faites chauffer et ajoutez les pointes d'asperges (cuites au préalable).

Servez la sauce quand elle a bien réduit, sur les escalopes.

Salade aux épinards et dindonneau

Ingrédients
(pour 4 personnes) :

- 500 g de filet de dindonneau
- Épices à satay (rayon produits exotiques)
- 2 c. à s. d'huile d'olive
- 1 sachet de jeunes feuilles d'épinards
- 4 c. à c. de baies de poivre rose

Pour la sauce
- 1 pot de yaourt
- 1 c. à s. de crème fraîche allégée
- Sel et poivre
- ½ c. à c. de curry

Assaisonnez le filet de dindonneau d'épices à satay et faites-le cuire dans l'huile d'olive à la poêle.

Laissez refroidir et coupez-le en tranches.

Disposez les feuilles d'épinard sur quatre assiettes et entourez-les de tranches de dindonneau.

Mélangez les ingrédients de la sauce et versez-la sur la salade.

Décorez de baies de poivre rose.

Votre « programme sport »

Le sport ne vous fera pas vraiment maigrir (en tout cas jamais de façon importante), mais améliorera votre état psychologique, ce qui, dans votre cas, est essentiel. D'une part, il vous détendra, chassera votre stress et réduira votre anxiété. D'autre part, il va vous aider à vous sentir mieux dans votre peau, plus en confiance : vous allez de nouveau croire en vous ! Pour cela, il doit rester un plaisir. C'est pour cette raison que je vous propose des activités douces, pendant des durées assez longues pour que les endorphines (libérées par le cerveau) puissent exercer une action bénéfique sur votre mental et tout votre organisme.

Lundi : 45 minutes de marche rapide.

Mardi : repos.

Mercredi : 45 minutes de natation.

Jeudi : repos.

Vendredi : 45 minutes de marche rapide.

Samedi : repos.

Dimanche : 2 heures de randonnée.

Exercices spécifiques

Ils sont destinés à faire travailler essentiellement les muscles grands droits de l'abdomen, qui renforcent la sangle abdominale et empêchent le relâchement musculaire, ce qui limitera les ballonnements digestifs.

- Exercice 1

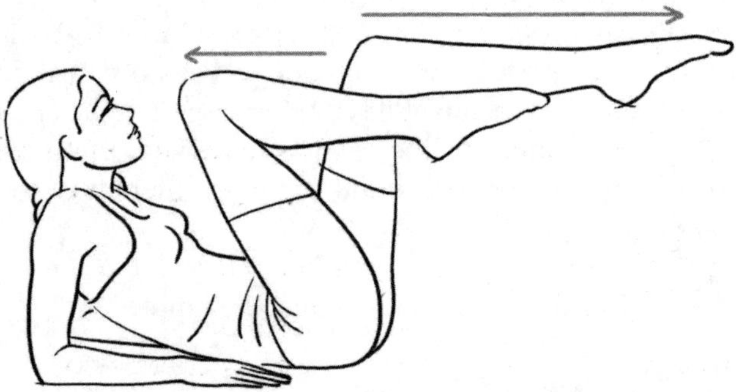

Allongé sur le dos, en appui sur les avant-bras posés au sol, jambes parallèles au sol. Effectuez un mouvement de va-et-vient avec les jambes (une pliée, une tendue, comme au pédalo) en ramenant le genou vers le buste.

• **Nombre de répétitions :** 20 » pédalages ».

• **Repos (3 minutes) :** debout, inspirez lentement et profondément pour remplir non seulement votre thorax, mais aussi votre abdomen. Puis rentrez le ventre et chassez l'air en expirant de l'abdomen vers le thorax.

• Exercice 2

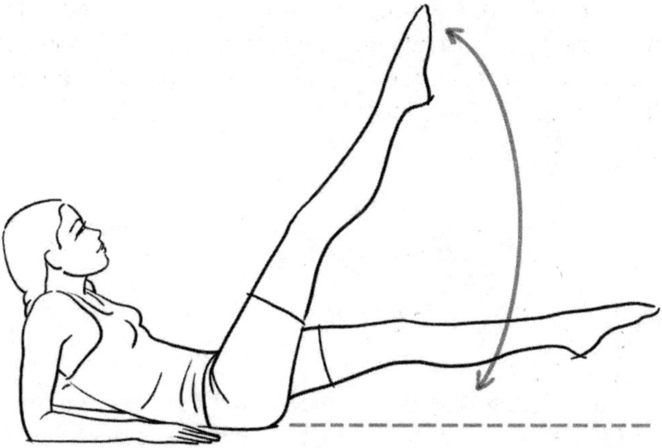

Allongé sur le dos, en appui sur les avant-bras posés au sol, jambes tendues. Effectuez avec les jambes un mouvement de battement du bas vers le haut (sans reposer le pied au sol) en les gardant bien tendues et sans creuser le dos. Vous n'avez pas besoin de monter très haut les jambes pour faire travailler les muscles. Mais ne les descendez pas trop non plus pour ne pas creuser le bas du dos.

• **Nombre de répétitions :** 20 « ciseaux ».

• **Repos (3 minutes) :** allongé, inspirez lentement et profondément pour remplir non seulement votre thorax, mais aussi votre abdomen. Puis rentrez le ventre et chassez l'air en expirant de l'abdomen vers le thorax.

• Exercice 3

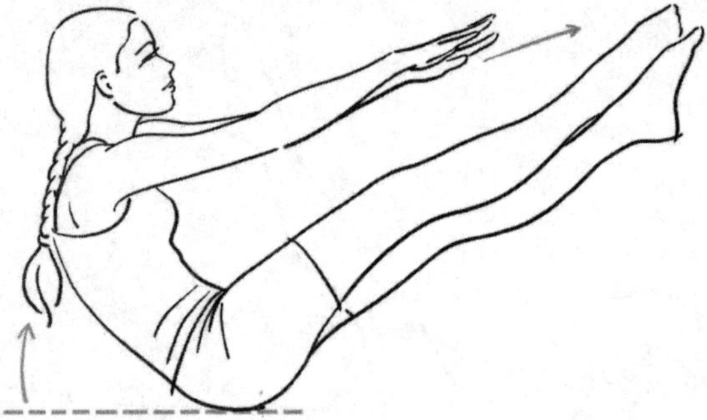

Allongé, jambes tendues, pieds croisés, bras tendus à environ 10 cm du sol. En relevant le buste, rapprochez le plus possible vos mains de vos pieds. Redescendez lentement en déroulant le dos progressivement au contact du sol et recommencez.

• **Nombre de répétitions :** 10.

Mon « ordonnance naturelle »

L'objectif : freiner les poussées d'insuline et d'adrénaline, deux hormones libérées par le stress et qui font grossir l'abdomen. On cherchera aussi à agir sur les ballonnements intempestifs.

- Ma formule idéale[1]

❀ *Mélisse* (sédative et calmante)

→ 1 gélule matin, midi et soir à prendre pendant les repas avec un grand verre d'eau.

❀ *Valériane* (anxiolytique)

→ 1 gélule matin, midi et soir à prendre pendant les repas avec un grand verre d'eau.

❀ *Resvératrol* (pour activer le déstockage des graisses sur le haut du corps)

→ 1 gélule matin et midi.

❀ *Fructo-oligosaccharides* (pour un effet ventre plat)

→ 1 gélule matin, midi et soir.

- En complément, pour diminuer les symptômes associés

❀ *Ginseng (*pour éviter la fatigue)

→ 2 gélules matin et midi à prendre avec un grand verre d'eau.

❀ *Chrome* (pour favoriser l'équilibre du métabolisme glucidique)

→ 1 gélule matin, midi et soir.

❀ *Charbon végétal* (pour diminuer les ballonnements)

→ 4 gélules par jour à prendre en dehors des repas. Ne vous étonnez pas, il peut donner des selles noires.

---

1. Les plantes doivent impérativement être prescrites ou conseillées par des professionnels de la santé ayant reçu une formation adéquate dans ce domaine.

Les techniques complémentaires

Le drainage lymphatique manuel	+
La thermodermie ®	++
La pressothérapie	–
L'endermologie ®	++
La mésothérapie	+
La lipotomie	–
La liposculpture (bien différencier la graisse intra-abdominale et extra-abdominale)	+

+++ *recommandée* – *sans intérêt*

++ *très efficace* ? *non évaluée*

\+ *efficace*

4. Obésité athérogène

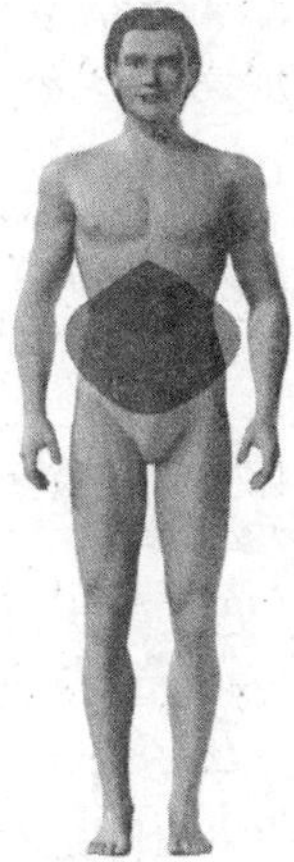

Votre profil

Le ventre est gros, rond, partant vers l'avant, mais aussi dur et généralement zébré de vaisseaux turgescents. Sur les côtés, on retrouve deux bourrelets latéraux, rougeâtres (façon « poignées d'amour »).

Comment caractériser ce type de surcharge ?

Ce type de surcharge s'accompagne systématiquement de somnolence après les repas, tout particulièrement après le déjeuner, sensation aggravée par la consommation d'alcool. La graisse est froide, elle ne se situe pas en sous-cutané (juste sous la peau) mais plus profondément. On parle de graisse « omentale », ou « mésentérique », c'est-à-dire localisée sous le tissu musculaire abdominal. La surcharge de poids maximale est de 20 kg et seul le tour de taille est augmenté.

Un peu d'histoire…

Le déclenchement est progressif avec des circonstances accélérantes : pilules contraceptives ou prise d'œstrogènes ou de progestérone, arrêt du sport, grossesses (celles-ci sont marquées par des poussées transitoires d'hypertension), chocs affectifs… Ce type de surcharge se déclare en général chez la femme après 45 ans et chez l'homme après 40 ans.

Témoignage

« Michel a 52 ans et me consulte car il doit réaliser un bilan de santé en vue d'obtenir une assurance-vie. Il est entrepreneur, pèse 120 kg pour 1,80 m, et son gros ventre est porté par deux jambes toutes maigres. Son père est décédé d'un infarctus du myocarde et sa mère présente une hypercholestérolémie familiale. Vu son métier, il déjeune fréquemment au restaurant. Il me dit aussi être très fatigué après le repas de midi, surtout lorsqu'il a bu de l'alcool. Il a cessé de boire et même de manger certains midis pour pouvoir travailler l'après-midi. Mais cela n'a rien changé à son surpoids. »

Pourquoi grossit-on ainsi ?

Les personnes de ce profil présentent, dès qu'elles mangent sucré, un hyperinsulinisme (c'est-à-dire une sécrétion d'insuline trop importante), favorisant le stockage des graisses, tout particulièrement dans le ventre car c'est là que sont concentrées les cellules graisseuses les plus « réceptives » à l'insuline. De plus, cet hyperinsulinisme entraîne des coups de fatigue (car le taux de sucre sanguin chute en flèche), ce qui pousse… à manger sucré, pour compenser. Le cercle vicieux qui s'installe favorise le surpoids abdominal au moindre petit écart sucré.

Qui est concerné ?

Généralement la femme après 45 ans et l'homme après 40 ans, présentant des antécédents familiaux (père ou mère) d'infarctus ou d'accident vasculaire. On retrouve une perturbation du bilan sanguin des graisses : augmentation des triglycérides, baisse du « bon » cholestérol

(HDL) ou hausse du « mauvais » (LDL), ainsi que des anomalies de la tension artérielle et une sécrétion trop importante d'insuline.

Quels sont les risques ?

Ce type de silhouette fait courir des vrais risques pour la santé. En effet, on a montré au cours de ces dernières années que l'obésité viscérale (c'est-à-dire typiquement cette graisse qui s'accumule au niveau des viscères, en zone intra-abdominale) est associée à un risque plus élevé de maladie cardio-vasculaire.

Ici, le pancréas « travaille trop ». Si on ne réduit pas la production d'insuline, son hyperactivité va continuer, jusqu'à l'excès. Il ne pourra alors plus travailler et la personne deviendra diabétique.

Enfin, ce type de surpoids est considéré comme favorisant le cancer du sein (car il y a augmentation des taux d'œstradiol, une hormone féminine), le prolapsus (ce que l'on nomme communément la descente d'organes) et l'incontinence urinaire (car les hormones mâles sont aussi fabriquées en quantité trop importante, même chez les femmes).

Les solutions…

Les grands principes de votre régime

Avant toute chose, je vous conseille de lire attentivement tous mes conseils généraux concernant l'alimentation, que vous trouverez dans la partie « Agir sur tous les fronts », p. 35.

Votre surcharge pondérale vous prédispose aux accidents cardiaques, et votre régime alimentaire doit non seulement vous faire perdre du poids (ce qui, indirectement, aura un effet positif sur votre état de santé), mais aussi vous aider à diminuer vos risques. Alors, il faut réduire non seulement les calories avec une alimentation légère pour enclencher la perte de poids, mais aussi le cholestérol et les sucres, et augmenter les oméga 3.

• **Réduire le cholestérol :** plus précisément, vous devez réduire le « mauvais » cholestérol (ou LDL) et augmenter le « bon » cholestérol (HDL). Au menu, donc, très peu de graisses saturées (toutes les graisses d'origine animale, les viandes, les fromages, le beurre et la crème, la charcuterie). En revanche, sont privilégiés les graisses d'origine végétale, les fibres (présentes dans les fruits et les légumes – elles « piègent » le cholestérol et leurs effets bénéfiques sont établis), ainsi que des aliments riches en phytostérols. Ces composants naturels des cellules végétales, ont une structure et un rôle biologique très proches de ceux du cholestérol animal. Ces substances connaissent un véritable essor depuis qu'il a été établi – à partir des années 1970 – qu'elles agissaient favorablement sur le taux de cholestérol. On trouve ces stérols végétaux dans certaines huiles (maïs, soja, tournesol et colza), les noix, les céréales et les graines (sésame et amandes).

• **Réduire les sucres :** votre profil présente un hyperinsulinisme contre lequel il est essentiel de lutter, pour sortir du cercle vicieux de la consommation sucrée et éviter la prise de poids sur l'abdomen. Pour cela, il faut privilégier certains types de nutriments.

- *Le chrome* (qui calme les envies de sucre) : les aliments les plus riches sont les brocolis, les haricots verts, les céréales à grains entiers, les germes de blé, le gruyère, les champignons, les asperges et les viandes.

- *La vitamine B6 :* le persil, le chou-fleur, les germes de blé, les haricots et les haricots verts, les lentilles et la viande en contiennent de grandes quantités.
- *La vitamine E :* elle est très répandue dans les huiles végétales, et de façon plus discrète dans le beurre, le lait entier, le foie, les œufs, les asperges, les légumes à feuilles vertes (épinards, choux, salades…).
- *La tyrosine :* viande de veau, raie, thon, langouste, flocons d'avoine en apportent.
- *Des oméga 3 :* thon, saumon, homard, bar, maquereau, sardine, truite et anguille sont les meilleurs pourvoyeurs.

• **Manger plus d'oméga 3 :** leur intérêt dans la prévention cardio-vasculaire date déjà de plusieurs années, suite à la découverte de la faible fréquence des maladies coronariennes dans certaines populations. Ainsi, les observations faites chez les Esquimaux ont montré qu'une alimentation riche en huile d'origine marine s'accompagnait d'une faible fréquence d'accidents cardiaques, et le fameux « régime crétois » (extrêmement pauvre en viande, privilégiant le poisson et l'huile de colza), appliqué à des patients ayant subi un infarctus, s'accompagne presque immédiatement d'effets protecteurs et d'une réduction considérable de la récidive d'infarctus. Normal puisque les oméga 3 jouent sur plusieurs tableaux : ils diminuent notamment le risque d'agrégation des plaquettes sanguines (laquelle favorise la thrombose veineuse) et réduisent les troubles du rythme cardiaque.

En pratique, il faut veiller à un bon équilibre des apports en oméga 6 et oméga 3, tout en baissant les acides gras saturés.

Votre journée type

Dès que vous sortez du lit

- Boire 1 grand verre d'eau fraîche ou le jus d'1 ou 2 oranges pressées, ou le jus de 2 citrons ou d'1 pamplemousse, nature et très froid (pour éviter la constipation) avec la pulpe. Ne pas ajouter de sucre.

Petit déjeuner

- 1 tranche de pain complet avec 1 tranche de saumon fumé.
- 1 thé ou café décaféiné (car la caféine augmente l'appétit) avec, si vous le souhaitez, un peu de lait demi-écrémé et/ou édulcorant.

Dans la matinée (si vous avez faim)

- 1 bol de flocons d'avoine avec du lait demi-écrémé.

Déjeuner

- 1 salade mixte (laitue, tomate, endive, concombre, radis, haricots verts, champignons, poivrons…) à volonté avec 1 c. à s. de vinaigrette allégée maison (1 c. à s. d'huile, du vinaigre ou du citron, des herbes, de la moutarde…).
- Crevettes, thon au naturel ou saumon au naturel, langoustines ou crabe, poisson froid, blanc de poulet, de lapin, filet de dinde.

Goûter (si vous avez faim)

- 1 fruit parmi ceux autorisés (voir liste p. 39).

Dîner

- Poisson ou viande maigre (volaille, veau, morceaux maigres du bœuf…), selon le mode de cuisson que vous souhaitez (voir l'annexe sur les modes de cuisson, p. 225).

- 1 bol comprenant 2 légumes cuits à l'eau ou à la vapeur avec 1 filet d'huile d'olive ou 1 noisette de beurre.
- 1 ou 2 fois par semaine, des pâtes ou du riz sans viande mais avec des légumes, un peu de sauce tomate et un peu de fromage allégé.

Une semaine de menus conçus pour vous

Les plats en italique correspondent à des recettes de ce livre.

Lundi

• **Au lever :** 2 oranges pressées.
• **Petit déjeuner :** 2 tranches de pain complet + gouda allégé, 1 thé ou café décaféiné.
• **Collation (si faim) :** 1 orange.
• **Déjeuner :** poulet froid + salade mixte (laitue, radis, endives, concombre, soja + vinaigrette).
• **Goûter (si faim) :** 1 pomme.
• **Dîner :** roulade de 2 tranches de jambon cru + endives à la sauce blanche (Maïzena et lait écrémé).
• **Collation (si faim) :** 1 mangue.

Mardi

• **Au lever :** 1 orange, 1 pamplemousse et 1 citron pressés.
• **Petit déjeuner :** 2 tranches de pain complet avec une noisette de beurre, 1 yaourt nature, 1 thé ou café décaféiné.
• **Collation (si faim) :** 1 pomme.
• **Déjeuner :** thon au naturel, 2 tomates en rondelles + vinaigrette.
• **Goûter (si faim) :** 1 bol de flocons d'avoine + lait demi-écrémé.
• **Dîner :** brochettes de poulet, épinards, carottes.
• **Collation (si faim) :** 1 pêche.

Mercredi

- **Au lever :** 1 orange, 1 pamplemousse et 1 citron pressés.
- **Petit déjeuner :** 1 bol de fromage blanc maigre avec des fruits frais, 1 tranche de pain complet, 1 thé ou café décaféiné.
- **Collation (si faim) :** 1 bol de flocons d'avoine + lait demi-écrémé.
- **Déjeuner :** blanc de dinde, champignons, asperges.
- **Goûter (si faim) :** 1 orange ou 2 mandarines.
- **Dîner :** thon, lentilles, tomates au four.
- **Collation (si faim) :** 1 bol de framboises.

Jeudi

- **Au lever :** 1 orange et 1 citron pressés.
- **Petit déjeuner :** 2 tranches de pain complet avec une noisette de beurre et des fraises, 1 thé ou café décaféiné.
- **Collation (si faim) :** Potage maison sans pain, pomme de terre ni matière grasse.
- **Déjeuner :** crevettes ou filets de hareng, salade mixte de blé, chou blanc râpé, carottes râpées, grains de maïs, vinaigrette ou mayonnaise allégée.
- **Goûter (si faim) :** 5 abricots secs.
- **Dîner :** 1 filet de dindonneau, haricots, chou vert ou choux de Bruxelles.
- **Collation (si faim) :** 2 kiwis.

Vendredi

- **Au lever :** 1 ou 2 oranges pressées.
- **Petit déjeuner :** 2 tranches de pain complet + 3 c. à s. de fromage blanc maigre, 1 thé ou café décaféiné.
- **Collation (si faim) :** 1 bol de flocons d'avoine + lait demi-écrémé.
- **Déjeuner :** *gaspacho* (voir p. 140), salade mixte (radis, tomates, concombre, laitue, 50 g de thon au naturel).

- **Goûter (si faim) :** 1 pomme.
- **Dîner :** bar en papillote avec tomate, blancs de poireaux, lamelles de carottes.
- **Collation (si faim) :** 1 bol de fraises.

Samedi

- **Au lever :** 1 orange et 1 pamplemousse pressés.
- **Petit déjeuner :** 2 tranches de pain complet avec une noisette de beurre, 1 yaourt nautre, 1 thé ou café décaféiné.
- **Collation (si faim) :** 2 kiwis.
- **Déjeuner :** saumon fumé ou maquereau fumé ou saumon naturel + salade mixte ou salade d'endives.
- **Goûter (si faim) :** 1 brugnon.
- **Dîner :** *sardines farcies aux herbes et au cumin* (voir p. 141).
- **Collation (si faim) :** 1 pomme.

Dimanche

- **Au lever :** 1 orange, 1 pamplemousse et 1 citron pressés.
- **Petit déjeuner :** *omelette aux crevettes* (voir p. 140), 1 thé ou café décaféiné.
- **Collation (si faim) :** 1 bol de flocons d'avoine + lait demi-écrémé.
- **Déjeuner :** salade hawaïenne (blanc de poulet, laitue, carottes râpées, céleri râpé, filets de hareng, édam jeune, ananas frais, vinaigrette).
- **Goûter (si faim) :** 2 clémentines.
- **Dîner :** pâtes au pesto.
- **Collation (si faim) :** 1 pêche.

Vos recettes personnalisées

Omelette aux crevettes

Ingrédients	
(pour 4 personnes) : • 4 œufs • 200 g de crevettes grises • 3 c. à s. de basilic à feuilles plates	Fouettez les œufs dans un saladier moyen. Faites chauffer une poêle antiadhésive. Ciselez grossièrement le basilic. Faites cuire à feu moyen les œufs en gardant l'omelette baveuse. Garnissez du mélange crevettes-persil et repliez l'omelette en deux.

Gaspacho

Ingrédients	
(pour 4 personnes) : • 1 concombre • 4 gousses d'ail • 2 c. à s. de vinaigre de vin rouge • 1 c. à s. d'huile d'olive • 3 tomates pelées • 1 poivron vert • ½ c. à c. de graines de cumin • 2 c. à s. de bouillon de bœuf • 2 c. à s. de persil haché • Ketchup • Poivre du moulin • Jus de tomate	À l'aide d'un robot culinaire, réduisez en purée les 7 premiers ingrédients. Ajoutez le jus de tomate, le bouillon, le poivre et le ketchup. Mélangez pour obtenir une préparation homogène. Versez dans un grand bol et placez au réfrigérateur au moins 4 heures Servez très froid garni de persil.

Sardines farcies aux herbes et au cumin

Ingrédients
(pour 4 personnes) :

- 3 à 6 sardines par personne selon leur taille
- 1 gros oignon
- 1 gousse d'ail
- 10 branches d'herbes fraîches mélangées (persil, basilic, hysope, ciboulette, coriandre…)
- 2 c. à s. d'huile d'olive
- 1 c. à c. de cumin en poudre
- 1 pincée de piment d'Espelette

Lavez et videz les sardines en les conservant entières.

Hachez menu au robot ou au couteau, l'oignon, l'ail, les herbes fraîches.

Ajoutez l'huile d'olive, le cumin en poudre et le piment d'Espelette. Salez et poivrez.

Mélangez bien de manière à obtenir une pâte grossière. Farcissez-en les sardines.

Rangez ensuite les sardines en quinconce dans un panier vapeur.

Selon la taille des poissons, la cuisson durera de 10 à 15 minutes maximum.

Votre « programme sport »

L'exercice physique est moins efficace que la perte de poids pour traiter les anomalies métaboliques liées à l'obésité, mais il joue tout de même un rôle, car d'une part il améliore le système cardio-vasculaire, d'autre part il limite les « bonds » d'insuline, tout en participant à la régulation du taux de cholestérol et de la tension artérielle. Il est impératif de démarrer l'activité physique à un rythme très doux, avec modération et progressivement, après le début de l'amaigrissement.

Lundi : 20 minutes de vélo ou marche rapide.

Mardi : repos.

Mercredi : 20 minutes de marche rapide ou vélo.

Jeudi : repos.

Vendredi : 20 minutes de natation ou aquagym.

Samedi : repos.

Dimanche : 45 minutes de randonnée.

Vos exercices spécifiques

Ils sont destinés à faire travailler essentiellement les muscles grands droits de l'abdomen afin de renforcer la sangle abdominale et d'empêcher le relâchement musculaire.

- Exercice 1

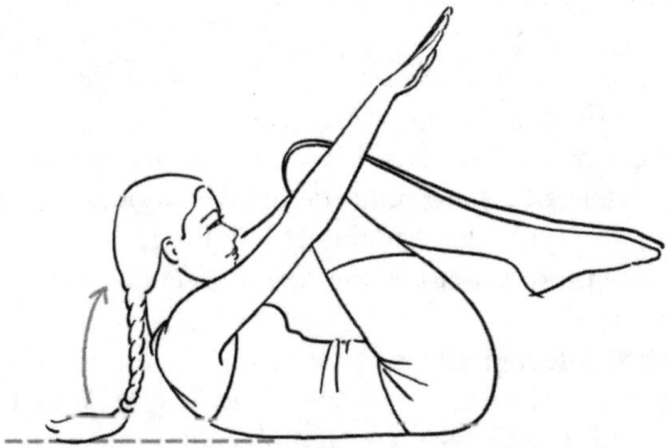

Allongez-vous à plat dos sur le sol, genoux fléchis au-dessus du bassin, pieds joints, bras le long du corps, paumes de mains au sol, reins bien plaqués. Soulevez le haut du corps, bras tendus vers les genoux et restez immobile quelques secondes. Relâchez puis recommencez.

- **Nombre de répétitions :** 20.
- **Repos (3 minutes) :** debout, inspirez lentement et profondément pour remplir non seulement votre thorax, mais aussi votre abdomen. Puis rentrez le ventre et chassez l'air en expirant de l'abdomen vers le thorax.

• Exercice 2

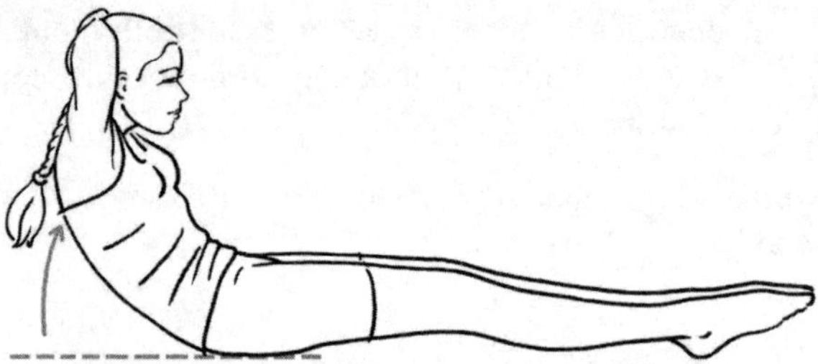

Allongez-vous dos au sol, mains aux oreilles pour ne pas blesser la colonne, coudes vers l'extérieur. Décollez lentement la tête, les épaules et le haut du buste du sol. Comptez jusqu'à deux avant de redescendre doucement jusqu'au sol.

• **Nombre de répétitions :** 10.

• **Repos (3 minutes) :** allongé sur le dos, inspirez lentement et profondément pour remplir non seulement votre thorax, mais aussi votre abdomen. Puis rentrez le ventre et chassez l'air en expirant de l'abdomen vers le thorax.

• Exercice 3

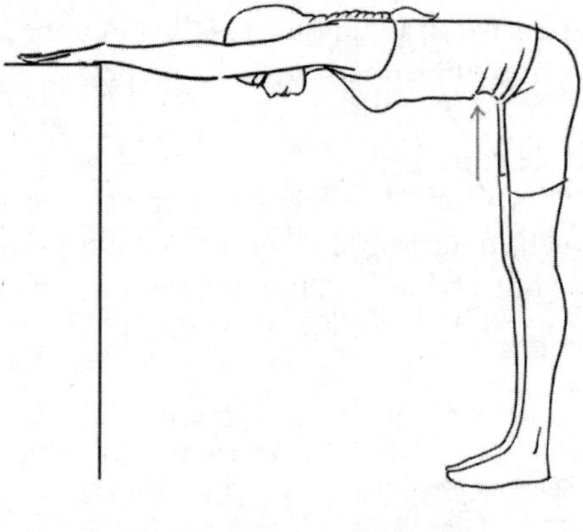

Debout, fléchissez votre buste et posez vos deux mains sur une table. Votre tronc doit faire un angle droit avec vos membres inférieurs. Rentrez le ventre sur le temps de l'expiration (faites un petit ventre très rentré et serré) puis relâchez-le en inspirant.

• **Nombre de répétitions :** 3 séries de 10 respirations profondes.

Mon « ordonnance naturelle »

L'objectif : protéger l'appareil cardio-vasculaire et régulariser le métabolisme des sucres. On ajoutera aussi des plantes « ventre plat » qui facilitent le déstockage des graisses.

• • Ma formule idéale[1]

❀ *Ail* (pour protéger le cœur)

→ 1 gélule matin, midi et soir à prendre pendant les repas avec un grand verre d'eau.

❀ *Lécithine de soja* (pour protéger le cœur)

→ 1 gélule matin, midi et soir à prendre pendant les repas avec un grand verre d'eau.

❀ *CLA* (qui réduit le stockage des graisses, favorise leur combustion et la fabrication de muscle)

→ 1 gélule matin et midi.

❀ *Café vert* (il diminue la sensibilité à l'insuline)

→ 1 gélule matin et midi à prendre pendant les repas avec un grand verre d'eau.

❀ *Resvératrol* (pour activer le déstockage des graisses sur le haut du corps)

→ 1 gélule matin, midi et soir.

1. Les plantes doivent impérativement être prescrites ou conseillées par des professionnels de la santé ayant reçu une formation adéquate dans ce domaine.

- *Fructo-oligosaccharides* (pour un effet ventre plat)
  → 1 gélule matin, midi et soir.
- *Chrome* (pour favoriser l'équilibre du métabolisme glucidique)
  → 1 gélule matin, midi et soir.
- *Mélisse* (calmante)
  → 1 gélule matin, midi et soir à prendre pendant les repas avec un grand verre d'eau.
- *Valériane* (anxiolytique)
  → 1 gélule matin, midi et soir à prendre pendant les repas avec un grand verre d'eau.

Les techniques complémentaires

Le drainage lymphatique manuel	?
La thermodermie ®	++
La pressothérapie	–
L'endermologie ®	++
La mésothérapie	–
La lipotomie	–
La liposculpture	+

+++ *recommandée* – *sans intérêt*
++ *très efficace* ? *non évaluée*
+ *efficace*

5. Obésité métabolique prédiabétique

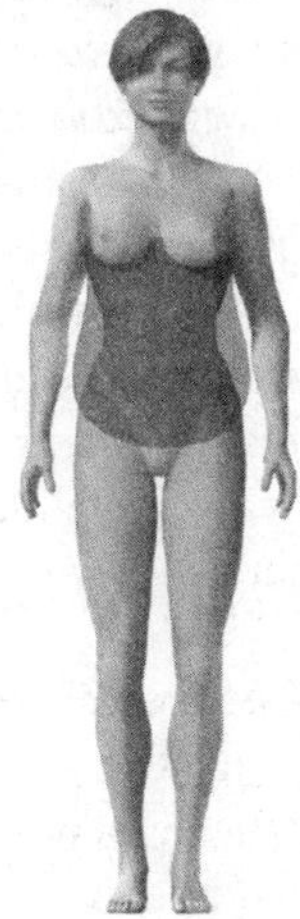

Votre profil

Le ventre est gros, voire très gros, rond, chaud et blanc : il ressemble à un ventre de grenouille. Les jambes, à l'inverse, sont plutôt minces et graciles, peu musclées.

Comment caractériser ce type de surcharge ?

Seul le tour de taille est augmenté. Le pli cutané est étonnamment mince, parce que la graisse est localisée dans les profondeurs de l'abdomen et non en surface. Le surpoids est de 20 kg maximum. La graisse est chaude et blanchâtre.

Sont fréquemment associés à ce profil des ballonnements survenant rapidement après les repas ainsi que des pulsions sucrées.

Un peu d'histoire...

Fréquemment, certains membres de la famille sont diabétiques. Le surpoids apparaît lentement, progressivement depuis l'adolescence, à cause de la suralimentation quotidienne et de la sédentarité, et peut s'accélérer au moment de la prise de pilule ou d'une grossesse.

Témoignage

« *Jean a 45 ans. Il mesure 1,79 m et pèse 111 kg. Ses deux parents sont forts et son père est diabétique. Au moment de son service militaire, il pesait 82 kg, était donc enrobé sans être très gros. Puis le schéma classique : mariage, stress et ascension brutale du poids jusqu'à dépasser allégrement le cap des 100 kg. Mais à l'inverse des autres obèses, il présente des troubles digestifs : il se sent lourd après les repas, somnolent et ballonné. Il ne digère pas bien les féculents. Depuis quelque temps il a très souvent soif, urine très fréquemment et, dès qu'il se blesse, il cicatrise difficilement. Son tour de taille est de 130 centimètres. Il me raconte que son médecin a fait une prise de sang à jeun et que tout paraît normal.* »

Pourquoi grossit-on ainsi ?

Ce type d'obésité est associé au diabète de type 2 (à différents stades de la maladie). L'insuline est une hormone fabriquée par le pancréas. Chargée de gérer et de réguler le taux de sucre dans le sang (glycémie), elle favorise parallèlement le stockage des graisses. Elle est donc impliquée en premier champ. En effet, grâce à elle (ou plutôt, à cause d'elle, en l'occurrence !), tout sucre ingéré en excès est stocké sous forme de graisses… Elle joue en quelque sorte le rôle de « portier ». Certaines personnes ont un problème de « résistance » à l'insuline (que je vous détaillerai plus tard, dans le chapitre concernant votre « régime »), et un système de régulation totalement déséquilibré, ce qui favorise la transformation accélérée des sucres en graisses, d'où une prise de poids. Celle-ci est majoritairement abdominale, parce que toutes les cellules graisseuses réparties dans cette zone du corps sont « sous influence de l'insuline », et que c'est elle qui assure leur remplissage.

Qui est concerné ?

Généralement des hommes et femmes à partir de 40 ans, qui ont des parents diabétiques.

Quels sont les risques ?

Ce type d'obésité, surtout associé à un diabète déclaré (et généralement à la sédentarité, ainsi qu'à une hypertension artérielle), fait courir des risques majeurs, prédisposant tout particulièrement aux troubles cardio-vasculaires. Il est impératif de perdre du poids dans cette zone par des mesures appropriées.

Les solutions…

Les grands principes de votre régime

Avant toute chose, je vous conseille de lire attentivement tous mes conseils généraux concernant l'alimentation, que vous trouverez dans la partie « Agir sur tous les fronts », p. 35.

Votre surcharge pondérale est associée à des troubles de la régulation des sucres, c'est-à-dire au prédiabète ou au diabète, que celui-ci soit ou non déclaré. Il est donc impératif que votre régime soit particulièrement strict sur les apports alimentaires sucrés. En fait, il n'est pas question de les interdire tous… mais simplement d'en privilégier certains et d'éliminer ceux qui vous portent préjudice.

En pratique, sont rigoureusement interdits tous les sucres dits « rapides » (on parle plutôt aujourd'hui de sucres « à index glycémique élevé »), à savoir ceux qui présentent un goût sucré : bonbons, sucreries, miel, confiture, pâtisseries, caramels, sodas, jus de fruits industriels, sorbets…

Seuls sont autorisés les sucres dits « à index glycémique bas ». L'index glycémique (IG) représente la capacité d'un aliment sucré à augmenter la glycémie (c'est-à-dire le taux de sucre du sang) par rapport à un aliment standard, le glucose, dont l'index glycémique est de 100. Plus l'IG d'un aliment est élevé, plus la réponse de l'organisme est forte ; plus l'IG est bas, plus elle est « douce », donc moins l'insuline s'emballe… Consommer des aliments à IG faible permet de mettre le pancréas (organe qui fabrique l'insuline) au repos, et ainsi de calmer le terrain diabétique, tout comme le stockage abdominal. Vous serez ainsi vraiment gagnant puisque non seulement vous allez perdre du poids, mais en plus vous allez véritablement améliorer votre santé à court, moyen et long terme.

Quels sont les aliments à index glycémique faible (c'est-à-dire moins de 50) ?

- **Les légumes** (généralement en dessous de 35).
- **Les fruits** (souvent en dessous de 35, parfois entre 35 et 50).
- **Les légumineuses :** leur IG est faible parce qu'elles contiennent surtout de l'amylase, une sorte d'amidon très résistant à la digestion, ainsi que des fibres en quantité importantes.
- **Le pain :** à condition de le choisir intégral, il apporte en outre fibres et minéraux. Pas de baguette !
- **Les pâtes :** seulement si elles sont *al dente*. Trop cuites, l'IG remonte en flèche.
- **Le riz :** s'il est complet, basmati ou sauvage. Et jamais trop cuit, comme les pâtes !
- **Certains nutriments** calment les envies de sucre et vont vous aider à sortir de la spirale de l'hyperinsulinisme.

  - *Le chrome :* les aliments qui en contiennent le plus sont les brocolis, les haricots verts, les céréales à grains entiers, les germes de blé, le gruyère, les champignons, les asperges et les viandes.
  - *La vitamine B6 :* le persil, le chou-fleur, les germes de blé, les haricots et les haricots verts, les lentilles et la viande en contiennent de grandes quantités.

- *La vitamine E :* elle est très répandue dans les huiles végétales et, de façon plus discrète, dans le beurre, le lait entier, le foie, les œufs, les asperges, les légumes à feuilles vertes (épinards, choux, salades...).
- *La tyrosine :* veau, raie, thon, langouste, flocons d'avoine en apportent.
- *Les oméga 3 :* thon, saumon, homard, loup, maquereau, sardine, truite et anguille sont les meilleures sources.

Votre journée type

Dès que vous sortez du lit

- 1 grand verre d'eau fraîche ou le jus d'1 ou 2 oranges pressées, ou de 2 citrons ou d'1 pamplemousse, nature et très froid (pour éviter la constipation) avec la pulpe. Ne pas ajouter de sucre.

Petit déjeuner

- 1 tranche de pain complet avec du fromage blanc maigre (0 % de MG) sans fruits ni sucre.
- 1 thé ou café décaféiné (car la caféine augmente l'appétit) avec, si vous le souhaitez, un peu de lait demi écrémé et/ou édulcorant.

À 10 heures (obligatoire)

- 1 fruit parmi ceux autorisés (voir liste p. 39).

Déjeuner

- 1 salade mixte (laitue, tomate, endive, concombre, radis, haricots verts, champignons, poivrons...) à volonté avec 1 c. à s. de vinaigrette allégée maison (1 c. à s. d'huile, du vinaigre ou du citron, des herbes, de la moutarde...).
- Poisson blanc (cabillaud, lieu, lotte, limande...).

Goûter (obligatoire)

- 1 bol de müesli sans sucre ajouté dans du lait demi-écrémé.

Dîner

- Poisson ou viande maigre (volaille, veau, morceaux maigres du bœuf…), selon le mode de cuisson que vous souhaitez (voir l'annexe sur les modes de cuisson, p. 225).
- 1 bol comprenant 2 légumes cuits à l'eau ou à la vapeur avec 1 filet d'huile d'olive ou 1 noisette de beurre.

Une semaine de menus conçus pour vous

Les plats en italique correspondent à des recettes de ce livre.

LUNDI

• **Au lever :** 2 oranges pressées.
• **Petit déjeuner :** 2 tranches de pain complet + emmental allégé, 1 thé ou café décaféiné.
• **Collation :** 1 orange.
• **Déjeuner :** salade de poivrons crus et céleri, 5 anchois, 1 c. à s. de vinaigrette.
• **Goûter :** 1 bol de müesli + lait demi-écrémé.
• **Dîner :** bœuf au paprika, lentilles, courgettes.
• **Collation (si faim) :** 1 mangue.

MARDI

• **Au lever :** 1 orange et 1 pamplemousse pressés.
• **Petit déjeuner :** 2 tranches de pain complet avec une noisette de beurre et des fraises, 1 thé ou café décaféiné.
• **Collation :** 1 pomme.
• **Déjeuner :** saumon en conserve au naturel, 2 tomates en rondelles, un peu de laitue, vinaigrette.

• **Goûter :** 1 bol de flocons d'avoine + lait demi-écrémé.
• **Dîner :** daurade en papillote, tomates, blancs de poireaux, lamelles de carottes.
• **Collation (si faim) :** 1 pêche.

Mercredi

• **Au lever :** 1 orange, 1 pamplemousse et 1 citron pressés.
• **Petit déjeuner :** 2 tranches de pain complet + gouda allégé, 1 thé ou café décaféiné.
• **Collation :** 1 bol de flocons d'avoine + lait demi-écrémé.
• **Déjeuner :** poulet froid, salade mixte (laitue, radis, endives, concombre, soja, vinaigrette).
• **Goûter :** 5 abricots secs.
• **Dîner :** brochettes de poulet, épinards, pois chiches.
• **Collation (si faim) :** 1 bol de framboises.

Jeudi

• **Au lever :** 1 orange et 1 citron pressés.
• **Petit déjeuner :** *fruits rouges frappés* (voir p. 155), 1 tranche de pain intégral, 1 thé ou café décaféiné.
• **Collation :** potage maison sans pain, pomme de terre ni matière grasse.
• **Déjeuner :** taboulé allégé : semoule, menthe, persil, tomate, un peu d'huile.
• **Goûter :** 1 bol de müesli + lait demi-écrémé.
• **Dîner :** 1 escalope de veau, gratin de fenouil, petits choux de Bruxelles.
• **Collation (si faim) :** ½ melon.

Vendredi

• **Au lever :** 1 ou 2 oranges pressées.
• **Petit déjeuner :** 2 tranches de pain complet avec une noisette de beurre, 1 yaourt nature, 1 thé ou café décaféiné.

- **Collation :** 1 bol de flocons d'avoine + lait demi-écrémé.
- **Déjeuner :** *salade printanière* (voir p. 156).
- **Goûter :** 1 barre protéinée (voir note p. 89).
- **Dîner :** 1 filet de lapin, semoule, ratatouille.
- **Collation (si faim) :** 1 bol de fraises.

Samedi

- **Au lever :** 1 orange et 1 pamplemousse pressés.
- **Petit déjeuner :** 1 bol de fromage blanc maigre avec des fruits frais, 1 tranche de pain complet, 1 thé ou café décaféiné.
- **Collation :** 2 kiwis.
- **Déjeuner :** dés de jambon maigre, salade mixte (radis, tomates, concombre, laitue).
- **Goûter :** 1 bol de flocons d'avoine + lait demi-écrémé.
- **Dîner :** *saumon vapeur aux paillettes d'algues* (voir p. 155), épinards.
- **Collation (si faim) :** 1 pomme.

Dimanche

- **Au lever :** 1 orange, 1 pamplemousse et 1 citron pressés.
- **Petit déjeuner :** 2 tranches de pain complet, 1 œuf à la poêle, 1 thé ou café décaféiné.
- **Collation :** 1 bol de flocons d'avoine + lait demi-écrémé.
- **Déjeuner :** soupe de courgettes, jambon cru.
- **Goûter :** 1 pomme.
- **Dîner :** 1 steak, petits pois, purée de carottes.
- **Collation (si faim) :** 1 pêche.

Vos recettes personnalisées

Fruits rouges frappés

Ingrédients (pour 4 personnes) : • 200 g de fraises • 150 g de framboises • 50 g de myrtilles • 2 oranges • Glace pilée • Fromage blanc à 0 % de MG • Édulcorants	Mixez les fruits rouges en coulis, passez la pulpe à travers un tamis ; jetez les graines et les résidus. Pressez les oranges et ajoutez-les avec la glace pilée. Mélangez avec le fromage blanc à 0 % de MG et servez frais.

Saumon vapeur aux paillettes d'algues

Ingrédients (pour 4 personnes) : • 4 darnes de saumon ou filets épais • Mélange d'algues en paillette (nori, dulse, laitue de mer) • Sel • ½ pack de crème cuisine à l'avoine • 1 jus de citron	Lavez et séchez le saumon frais (darnes ou filets). Déposez-le côté peau dans le panier vapeur. Faites cuire doucement pendant 10 à 15 minutes. En fin de cuisson, salez, poivrez légèrement. Saupoudrez des paillettes d'algues. Les algues vont se réhydrater au contact du poisson. Délayez la crème cuisine à l'avoine avec le jus de citron et proposez cette sauce légère en accompagnement ou arrosez simplement de jus de citron. Vous pouvez aussi accompagner ce poisson d'une noix de tartare d'algues fraîches. Servez accompagné d'une salade de mâche et/ou de tomates provençales.

Salade printanière

Ingrédients
(pour 4 personnes) :

Pour la salade
- 400 g de mâche
- 4 betteraves rouges cuites
- 200 g de moules
  au vinaigre en conserve, ou plus

Pour la vinaigrette
- 2 c. à s. d'huile d'olive
- 1 c. à s. de vinaigre
  de cidre
- 1 c. à c. de moutarde
  à l'ancienne
- 1 oignon blanc
- 1 c. à s. de persil haché
- 1 pincée de sel et de poivre

Lavez soigneusement la mâche et essorez-la.

Coupez les betteraves en petits dés.

Égouttez les moules au vinaigre.

Épluchez et émincez finement l'oignon.

Dans un saladier, préparez la sauce vinaigrette en mélangeant l'huile, le vinaigre et la moutarde.

Ajoutez le persil haché, le sel, le poivre et l'oignon émincé.

Mélangez bien.

Ajoutez les dés de betterave, les moules au vinaigre et la mâche.

Servez frais en entrée.

Votre « programme sport »

Pour réduire les problèmes d'insuline associés à ce type de profil, une activité physique d'intensité modérée, plus ou moins prolongée (au fil des semaines), est indispensable. Elle participera en outre à la protection et à la « remise en forme » du système cardio-vasculaire selon le degré d'entraînement.

Toutefois, s'il faut bouger, la pratique de sports où une hypoglycémie pourrait avoir des conséquences redoutables et mettre la vie du diabétique en danger, tels que la plongée sous-marine, l'alpinisme, le parachutisme, est déconseillée.

Lundi : 20 minutes de vélo ou marche.

Mardi : repos.

Mercredi : 20 minutes de vélo ou marche.

Jeudi : repos.

Vendredi : 20 minutes de natation ou aquagym.

Samedi : repos.

Dimanche : 45 minutes de randonnée.

Vos exercices spécifiques

Ils font travailler avant tout les muscles grands droits de l'abdomen, ce qui renforce la sangle abdominale. Ils empêchent le relâchement musculaire et limiteront les ballonnements.

- Exercice 1

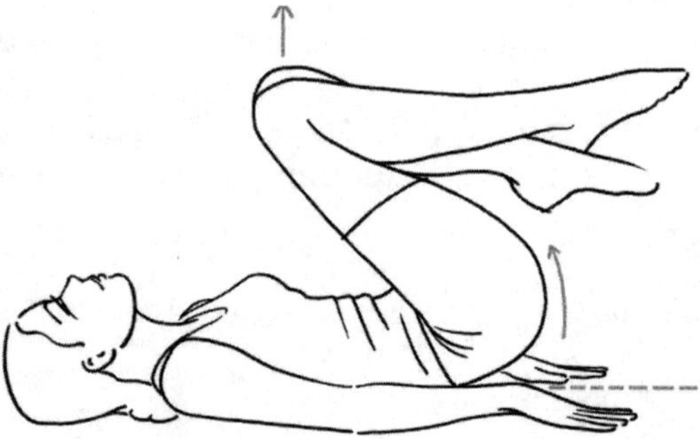

Allongé sur le dos, bras le long du corps, paumes sur le sol, genoux pliés et légèrement remontés sur le buste, pieds croisés. Soulevez le bassin et montez les genoux le plus haut possible tout en gardant le milieu du dos au contact du sol, décollez votre mouvement au niveau des lombaires seulement (bas du dos). Redescendez lentement et progressivement les genoux pour que les lombaires reposent au sol et ne reposez les jambes au sol qu'à la fin de l'exercice.

• **Nombre de répétitions :** 3 séries de 5.

• **Repos (3 minutes) :** debout, inspirez lentement et profondément pour remplir non seulement votre thorax, mais aussi votre abdomen. Puis rentrez le ventre et chassez l'air en expirant de l'abdomen vers le thorax.

- Exercice 2

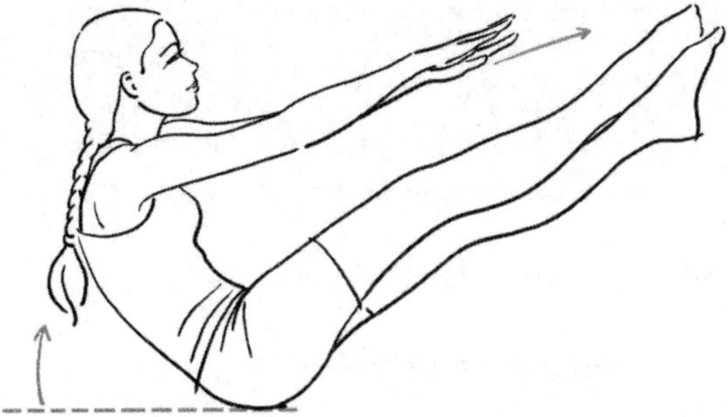

Allongé dos au sol, jambes tendues, pieds croisés, bras tendus légèrement décollés du sol (environ 10 cm). En relevant le buste, rapprochez vos mains de vos pieds le plus possible. Redescendez lentement en déroulant le dos progressivement au contact du sol puis recommencez.
• **Nombre de répétitions :** 3 séries de 5.
• **Repos (3 minutes) :** allongé sur le dos, inspirez lentement et profondément pour remplir non seulement votre thorax, mais aussi votre abdomen. Puis rentrez le ventre et chassez l'air en expirant de l'abdomen vers le thorax.

- Exercice 3

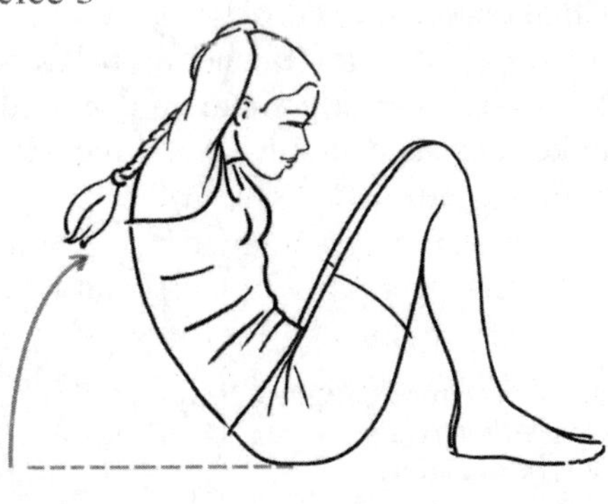

→

Allongé, dos au sol, pieds bien en appui (mais pas calés sous un meuble), mains au niveau des oreilles pour ne pas blesser la nuque. Relevez le buste le plus haut possible en direction des genoux. Si l'exercice est trop difficile au début, gardez les bras tendus le long du corps. Redescendez le dos au sol en déroulant doucement et progressivement le dos.

• **Nombre de répétitions :** 3 séries de 5.

Mon « ordonnance naturelle »

L'objectif : freiner la transformation des sucres alimentaires en graisses, donc diminuer la production d'insuline.

• Ma formule idéale [1]

❀ *Nopal* (pour diminuer les envies de sucres)
→ 1 gélule matin et soir.

❀ *Chrome* (pour favoriser l'équilibre du métabolisme glucidique)
→ 1 gélule matin, midi et soir.

❀ *Resvératrol* (pour activer le déstockage des graisses sur le haut du corps)
→ 1 gélule matin et soir.

❀ *Fructo-oligosaccharides (*pour un effet ventre plat)
→ 1 gélule matin, midi et soir.

❀ *Charbon végétal* (pour diminuer les ballonnements)
→ 4 gélules par jour à prendre en dehors des repas.

Il peut donner des selles noires, pas d'inquiétude, c'est normal.

1. Les plantes doivent impérativement être prescrites ou conseillées par des professionnels de la santé ayant reçu une formation adéquate dans ce domaine.

Les techniques complémentaires

Le drainage lymphatique manuel	–
La thermodermie ®	++
La pressothérapie	–
L'endermologie ®	+
La mésothérapie	–
La liposculpture	+

+++ *recommandée*
++ *très efficace*
+ *efficace*
– *sans intérêt*
? *non évaluée*

6. Surcharge pondérale glutéale (ou culotte de cheval)

Votre profil

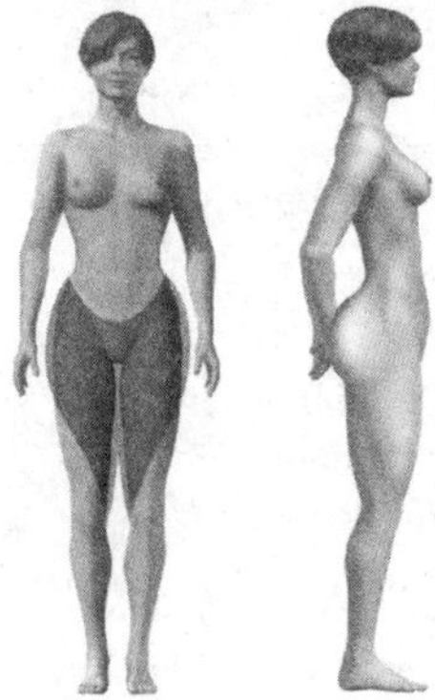

La graisse s'installe à l'extérieur de la cuisse, sous la crête iliaque (bord supérieur du bassin), jusqu'à la moitié de celle-ci environ. Parallèlement, la cellulite se dépose également sur la face interne du genou. Le plus souvent, le buste est plutôt maigre, suite généralement à des régimes répétés.

Comment caractériser ce type de surcharge ?

C'est une graisse froide bien localisée, très typique de la cellulite. Elle est souvent associée à une hyperlordose (exagération de la cambrure qui a un effet néfaste sur les retours veineux et lymphatique). L'atteinte de l'intérieur des genoux est un signe caractéristique.

Un peu d'histoire…

La culotte de cheval est souvent un héritage familial dont on se serait bien passé ! Elle débute à la puberté et s'aggrave lors de tous les dérèglements et changements hormonaux liés à la vie de femme : la grossesse, la ménopause, ainsi que les éventuelles interventions chirurgicales gynécologiques. Généralement, les femmes présentent des soucis gynécologiques (souvent familiaux) de type syndrome prémenstruel, kystes ovariens ou même maladies des seins.

Témoignage

« Cindy a 24 ans, elle pèse 58 kg pour 1,72 m, ce qui est parfaitement normal et même plutôt bien ! Toutefois, elle déplore une culotte de cheval depuis la puberté, qui s'est sérieusement amplifiée quand elle a pris la pilule. Elle a suivi des régimes et même, dernièrement, une diète protéinée. Mais elle me dit perdre « de partout sauf du bas du corps » : elle « sèche » au niveau du visage et de la poitrine. Tout le monde croit qu'elle est fatiguée et son petit ami regrette sa belle poitrine d'avant. À ce propos, elle me signale que sa mère a eu un cancer du sein et sa sœur des kystes à l'ovaire. Ses règles sont très irrégulières, de plus en plus abondantes, et elle a les seins douloureux. Elle a tout essayé, régimes, sport, massage, mésothérapie. Elle s'avoue très complexée, et ne supporte plus, quand elle fait du shopping, les écarts de taille entre le haut (un 36) et le bas (un bon 40). »

Pourquoi grossit-on ainsi ?

Les zones de stockage des graisses sont sous l'influence des hormones sécrétées par les ovaires. Quand il existe des troubles hormonaux (ce qui est fréquent au cours de la vie « normale » d'une femme), cela influe directement sur le métabolisme des graisses : leur élimination peut alors être stoppée, pendant que sera favorisé, au contraire, leur stockage. C'est aussi pour cette raison que la graisse contenue dans la zone fessière est, hélas, particulièrement résistante au régime…

Qui est concerné ?

Les femmes uniquement, quel que soit leur âge. La culotte de cheval peut débuter à tous les moments où la vie hormonale de la femme est perturbée : puberté, prise de pilule, grossesse ou problèmes gynécologiques (kystes ovariens, endométriose, fibrome…).

Elle touchera davantage les fumeuses, dont la circulation sanguine aux extrémités est perturbée. Moins elles pratiquent d'activité physique, plus le tonus musculaire circulatoire sera mauvais.

Quels sont les risques ?

Dans la grande majorité des cas, la cellulite n'est pas dangereuse pour la santé. Elle est surtout désagréable esthétiquement, mais elle peut parfois provoquer des troubles fonctionnels de gravité modérée, comme des problèmes circulatoires, de l'arthrose des genoux (quand on charge trop une voiture, ses amortisseurs s'abîment, et de la même façon le surpoids fatigue les genoux), de l'arthrose lombaire.

Les solutions…

Les grands principes de votre régime

Avant toute chose, je vous conseille de lire attentivement tous mes conseils généraux concernant l'alimentation, que vous trouverez dans la partie « Agir sur tous les fronts », p. 35.

Vous avez de la chance, car vous êtes la seule à ne pas avoir besoin de faire un régime à proprement parler, mais simplement à opter pour des menus équilibrés. En effet (et c'est une façon moins agréable de présenter les choses), votre morphotype est celui chez lequel un régime alimentaire est le moins efficace… s'il n'est pas assorti d'autres mesures d'hygiène de vie (plantes, exercice physique, apports des cosmétiques et des traitements complémentaires). Si vous optez seulement pour un régime basses calories, vous perdrez très rapidement du haut du corps, mais vous ne verrez pas s'atténuer votre culotte de cheval ce qui, je le sais, est vraiment désespérant ! Aussi faut-il que vous mangiez correctement, sain et équilibré, mais surtout que vous vous attachiez à tous les conseils « autres » qu'alimentaires que je vous donne dans cet ouvrage.

Toutefois, vous avez tout intérêt à intégrer trois nouvelles habitudes dans votre quotidien : réduire les sucres, les « mauvaises » graisses et le sel, car il provoque une rétention d'eau qui non seulement vous fait gonfler, mais aussi aggrave la cellulite.

En pratique

• **Pour réduire le sel :** il faut avant tout limiter tous les aliments et produits industriels, qui en regorgent ! Qu'il s'agisse des plats tous préparés, des biscuits sucrés (ou même des céréales de petit déjeuner), des chips et gâteaux apéritifs... tout est trop salé, donc à éviter. Idem pour les poissons fumés, les fromages, les charcuteries, les conserves (prenez l'habitude de les rincer quand vous en consommez), les plats en sauces et les condiments. Attention au pain !
• **Pour réduire les graisses saturées et le sucre :** évitez les viandes grasses, fromages, charcuteries, ainsi que les gâteaux, bonbons et autres douceurs.

Votre journée type

Dès que vous sortez du lit

- Boire 1 grand verre d'eau froide ou le jus d'1 ou 2 oranges pressées, de 2 citrons ou d'1 pamplemousse, nature et très froid (pour éviter la constipation) avec la pulpe. Ne pas ajouter de sucre.

Petit déjeuner

- 1 tranche de pain complet avec 1 noisette de beurre.
- 1 fruit frais.
- 1 laitage nature.
- 1 thé ou un café décaféiné (car la caféine augmente l'appétit), avec un peu de lait demi-écrémé et/ou de l'édulcorant.

À 10 heures (si vous avez faim)

- 1 barre hyperprotéinée ou 1 yaourt maigre au soja ou 1 fruit parmi ceux autorisés (voir liste, p. 39).

Déjeuner

- 1 salade mixte (laitue, tomate, endive, concombre, radis, haricots verts, champignons, poivrons…) à volonté avec 1 c. à s. de vinaigrette allégée maison (1 c. à s. d'huile, du vinaigre ou du citron, des herbes…).
- 1 sandwich fait avec du pain complet et du jambon cru maigre (si vous ne mangez pas de salade composée, ajoutez des crudités dans votre sandwich).

Goûter (plaisir)

- 1 morceau de chocolat à 70 % de cacao minimum ou 1 fruit parmi ceux autorisés (voir liste, p. 39).

Dîner

- Viande (si vous voulez perdre du poids, évitez les viandes grasses comme les côtes d'agneau, de porc, l'entrecôte…) ou de poisson.

- 1 légume au choix.
- 1 petit bol de pâtes avec 1 filet d'huile d'olive ou de la sauce tomate maison.

Une semaine de menus conçus pour vous

Les plats en italique correspondent à des recettes de ce livre.

LUNDI

• **Au lever :** 2 oranges pressées.
• **Petit déjeuner :** 2 tranches de pain complet + 1 ou 2 œufs à la coque, 1 thé ou café décaféiné.
• **Collation (si faim) :** 1 barre protéinée (voir note p. 89).
• **Déjeuner :** poulet froid + salade mixte (laitue, radis, endives, concombre, soja, vinaigrette), 1 tranche de pain complet.
• **Goûter (si faim) :** 1 pomme.
• **Dîner :** hachis parmentier, épinards, purée de céleri.
• **Collation (si faim) :** 2 tranches d'ananas frais.

MARDI

• **Au lever :** 1 orange et 1 pamplemousse pressés.
• **Petit déjeuner :** 2 tranches de pain complet avec une noisette de beurre, 1 yaourt nature, 1 clémentine, 1 thé ou café décaféiné.
• **Collation (si faim) :** 1 pomme.
• **Déjeuner :** *potage à la menthe* (voir p. 170), thon au naturel + 2 tomates en rondelles vinaigrées, 2 tranches de pain complet.
• **Goûter (si faim) :** 1 bol de müesli + lait demi-écrémé.
• **Dîner :** 1 escalope de dinde à la moutarde, haricots, chou-fleur, pâtes.
• **Collation (si faim) :** 1 pomme.

Mercredi

• **Au lever :** 1 orange, 1 pamplemousse et 1 citron pressés.
• **Petit déjeuner :** 2 tranches de pain complet avec une noisette de beurre et 2 kiwis, 1 thé ou café décaféiné.
• **Collation (si faim) :** 1 œuf dur.
• **Déjeuner :** *potage à la menthe* (voir p. 170), 2 tranches de pain complet.
• **Goûter (si faim) :** 1 barre protéinée (voir note p. 89).
• **Dîner :** 1 steak à 5 % de MG, épinards, poireaux, 1 bol de riz.
• **Collation (si faim) :** 1 yaourt nature.

Jeudi

• **Au lever :** 1 orange et 1 citron pressés.
• **Petit déjeuner :** *1 bol de fromage blanc maigre aux fraises* (voir p. 170), 1 carré de chocolat à 70 % de cacao, 1 thé ou café décaféiné.
• **Collation (si faim) :** potage maison sans pain, pomme de terre ni matière grasse.
• **Déjeuner :** crevettes, salade mixte de blé, chou blanc râpé, carottes râpées, grains de maïs + vinaigrette ou mayonnaise allégée, 1 tranche de pain complet.
• **Goûter (si faim) :** 1 bol d'avoine.
• **Dîner :** 1 blanc de poulet aux champignons, gratin d'aubergines, germes de blé.
• **Collation (si faim) :** 2 kiwis.

Vendredi

• **Au lever :** 1 ou 2 oranges pressées.
• **Petit déjeuner :** 2 tranches de pain complet + 3 c. à s. de fromage blanc maigre, 1 thé ou café décaféiné.
• **Collation (si faim) :** 1 barre protéinée (voir note p. 89).

• **Déjeuner :** jambon cru + salade mixte (germes de blé, radis, tomates, concombre, laitue), 1 tranche de pain complet.
• **Goûter (si faim) :** 1 pomme.
• **Dîner :** merlan en papillote, tomate, blanc de poireau, carotte.
• **Collation (si faim) :** 2 abricots.

Samedi

• **Au lever :** 1 orange et 1 pamplemousse pressés.
• **Petit déjeuner :** 2 tranches de pain complet avec 1 noisette de beurre, 1 yaourt nature, 1 thé ou café décaféiné.
• **Collation (si faim) :** 2 kiwis.
• **Déjeuner :** salade de pâtes froides, tomates, concombre, huile d'olive, vinaigre.
• **Goûter (si faim) :** 1 pomme.
• **Dîner :** *carrés d'agneau croûtés aux herbes du jardin* (voir p. 171), semoule.
• **Collation (si faim) :** 1 yaourt nature.

Dimanche

• **Au lever :** 1 orange, 1 pamplemousse et 1 citron pressés.
• **Petit déjeuner :** 2 tranches de pain complet + 1 œuf sur le plat, 1 thé ou café décaféiné.
• **Collation (si faim) :** 1 fruit ou 1 barre protéinée si elle contient moins de 10 % de sucre.
• **Déjeuner :** salade hawaïenne (blanc de poulet, laitue, carottes râpées, céleri râpé, filets de hareng, ananas frais, vinaigrette), 1 tranche de pain complet.
• **Goûter (si faim) :** 1 salade de fruits frais.
• **Dîner :** filet de porc, ratatouille.
• **Collation (si faim) :** 6 prunes.

Vos recettes personnalisées

Fromage blanc aux fraises

Ingrédients
(pour 4 personnes) :

- 500 ml de fromage blanc frais
- 24 fraises
- 4 blancs d'œufs
- Édulcorant

Nettoyez et coupez les fraises en fines lamelles.

Battez les blancs d'œufs en neige.

Incorporez-les au fromage blanc et mélangez doucement pour obtenir un mélange onctueux.

Ajoutez-y l'édulcorant et incorporez les fraises au fromage blanc.

Servez frais.

Potage à la menthe

Ingrédients
(pour 4 personnes) :

- 2 concombres
- 1 l de jus de légumes frais ou jus de tomate frais
- Quelques feuilles de menthe fraîche
- 4 branches de céleri
- Sel et poivre

Passez la pulpe d'un concombre à la moulinette ou au tamis.

Mélangez-la ensuite au contenu d'une boîte d'un demi-litre de jus de légumes ou de jus de tomate.

Assaisonnez de poivre et de sel de céleri.

Ajoutez quelques feuilles de menthe fraîche hachées.

Faites macérer au frais durant 15 minutes environ.

Servez dans des verres avec une rondelle de concombre.

Accompagnez de fines branches de céleri.

Carrés d'agneau croûtés aux herbes du jardin

Ingrédients
(pour 4 personnes) :

- 4 carrés d'agneau de 4 côtes (175 g par personne)
- Romarin, thym, ciboulette, basilic, estragon
- 2 tranches de pain bien cuit
- Jus de citron
- 1 noix de beurre

Faites fondre le beurre dans une grande poêle et colorez-y vivement les petits carrés.

Déglacez avec 2 à 3 c. à s. d'eau légèrement citronnée. Transvasez dans un plat à four.

Dans un robot, mixez une poignée d'herbes et la mie de pain, de façon à obtenir une chapelure colorée.

Tapissez le dessus des côtes d'une couche de 3 à 4 mm d'épaisseur.

Faites cuire environ 12 minutes dans un four préchauffé à th. 7 (210 °C).

Récupérez le jus et au dernier moment et ajoutez-y une pincée d'herbes finement hachées.

Servez accompagné, par exemple, d'une ratatouille de poivrons, oignons, tomates et courgettes.

Votre « programme sport »

L'activité physique sera réellement bénéfique à toutes celles dont la silhouette est alourdie « du bas », en tonifiant les muscles et en les redessinant, en allégeant le poids du bas du corps et en améliorant la circulation sanguine, grâce à une correction de l'hyperlordose.

Lundi : 45 minutes de jogging.

Mardi : repos.

Mercredi : 45 minutes de marche rapide.

Jeudi : repos.

Vendredi : 45 minutes de vélo.

Samedi : repos.

Dimanche : 2 heures de vélo.

Vos exercices spécifiques

Ils sont destinés au bas du corps, votre point faible. Ils ciblent tout particulièrement les différents muscles fessiers (qu'ils vont tonifier, pour gagner galbe et fermeté) et l'intérieur des cuisses.

- Exercice 1

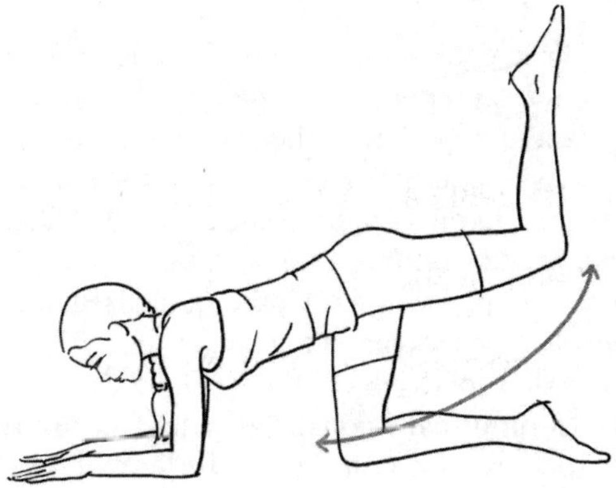

En appui sur les avant-bras, dos bien plat (sans creuser), un genou posé au sol, l'autre jambe fléchie dans le prolongement du corps avec le genou plié pour que la cuisse et la jambe forment un angle droit, abdominaux contractés. Ramenez le genou au niveau du sol (arrêtez-vous juste avant qu'il ne touche terre) puis revenez lentement à la position de départ en remontant progressivement votre jambe fléchie.

• **Nombre de répétitions :** 10 de chaque côté.

• **Repos (3 minutes) :** couchée sur le sol, inspirez puis expirez. Inspirez en contractant fortement vos fesses pendant 15 secondes, puis expirez profondément en les relâchant.

• Exercice 2

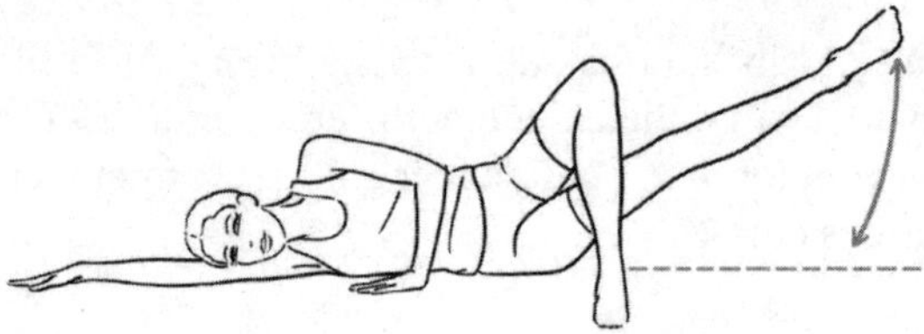

Allongé sur le côté, un bras tendu dans le prolongement du corps, tête en appui sur l'épaule, jambe du dessous tendue, jambe supérieure pliée au-dessus de la jambe tendue, bassin légèrement pivoté vers l'avant. Levez la jambe tendue le plus haut possible, en contrôlant votre mouvement qui doit être réalisé sans à-coup. Revenez lentement à la position de départ en abaissant la jambe mais sans la reposer complètement.

• **Nombre de répétitions :** 10 de chaque côté.

• **Repos (3 minutes) :** couchée sur le sol, inspirez puis expirez. Inspirez en contractant fortement vos fesses pendant 15 secondes, puis expirez profondément en les relâchant.

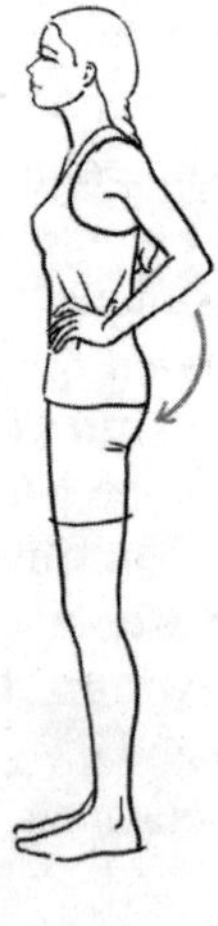

• Exercice 3

Debout, contractez très fortement vos fesses pendant 30 secondes en les serrant comme si vous deviez maintenir une feuille de papier entre vos deux globes fessiers. Relâchez et recommencez.

• **Nombre de répétitions :** 5.

Mon « ordonnance naturelle »

L'objectif : provoquer une fonte graisseuse localisée dans le bas du corps et améliorer la circulation sanguine, souvent perturbée.

les victimes quasi-exclusives de cette surcharge) souffraient fréquemment d'engelures aux extrémités (mains et pieds) avant même la puberté, dénotant des troubles circulatoires. La situation de « botte » commence à la puberté et s'aggrave ensuite lors des grossesses, suite aux stations debout prolongées, au chauffage par le sol dans le domicile, à la prise de pilule, aux éventuelles phlébites ou périphlébites.

Témoignage

Une mère m'amène sa fille, sur les conseils de leur médecin de famille. Jennifer a 20 ans, un corps normal mais est très complexée par ses jambes. Elle trouve qu'elles n'ont pas de forme, et qu'elles sont presque aussi épaisses en bas qu'en haut. C'est assez vrai, le reste de son corps étant par ailleurs tout à fait bien proportionné. Cette dysharmonie a commencé avec l'apparition de ses règles. Elle fume et prend la pilule. Elle se plaint de lourdeurs de jambes, de gonflements souvent aggravés par la chaleur et les voyages en avion. Elle est frileuse et souffre de maux de dos.

Pourquoi grossit-on ainsi ?

On peut être mince et présenter pourtant une surcharge pondérale d'origine circulatoire : les responsables de ce préjudice esthétique sont… les hormones féminines ! Certaines femmes ont, d'un point de vue circulatoire, une prédisposition hormonale qui favorise ce type de surpoids. En effet, leur système veineux tout entier est relâché, provoquant un œdème. Le système de drainage normal du corps est saturé et ne suffit pas à la tâche. L'œdème s'installe ainsi qu'une stase veineuse (le sang « stagne »), accentuée par l'hyperlordose, diminuant localement les apports d'oxygène dans les tissus. Les échanges entre les cellules graisseuses se ralentissent, ce qui favorise l'installation de la cellulite.

Qui est concerné ?

Presque exclusivement les femmes puisque les grandes responsables sont leurs hormones.

Quels sont les risques ?

Ces obésités ne sont pas dangereuses pour la santé dans la grande majorité des cas. Elles sont surtout inesthétiques et peuvent parfois provoquer des problèmes circulatoires, des engelures en hiver, ainsi que de petites plaies dues aux frottements si l'œdème des membres inférieurs entraîne une compression. Sont possibles également, de l'arthrose des genoux et de l'arthrose lombaire. De plus, d'éventuelles varicosités et varices limitent la station debout, voire, si la circulation est très mauvaise, dégénèrent en ulcères des jambes.

Les solutions…

Les grands principes de votre régime

Avant toute chose, je vous conseille de lire attentivement tous mes conseils généraux concernant l'alimentation, que vous trouverez dans la partie « Agir sur tous les fronts », p. 35.

Comme tous les profils gynoïdes, vous avez tendance à la rétention d'eau. Pour la limiter, vous devez absolument réduire le sel de vos menus. Vous opterez également pour des aliments draineurs (qui vont vous aider à dégonfler du bas et à chasser l'eau en surplus), notamment les protéines, qui facilitent la résorption des œdèmes. Vous en consommerez à chaque repas, même le matin ! La plupart des légumes exercent, eux aussi, un effet drainant… si vous ne les salez pas, bien sûr ! Poireau, oignon, asperge, céleri, bette, chou, persil, fenouil, concombre, poivron, endive, artichaut sont donc à mettre au menu aussi souvent que possible.

Votre journée type

Petit déjeuner

- 1 yaourt nature avec 1 c. à s. de müesli non sucré et 1 fruit de saison coupé en morceaux.
- En cas de grosse faim, 1 œuf coque ou dur.
- 1 thé ou café décaféiné (car la caféine augmente l'appétit) avec, si vous le désirez, un peu de lait demi-écrémé et/ou de l'édulcorant.

À 10 heures (si vous avez faim)

- 1 fruit frais.

Déjeuner

- 1 assiette de légumes crus ou cuits avec 1 vinaigrette maison (1 c. à s. d'huile, du vinaigre ou du citron, des herbes, de la moutarde…).
- Viande blanche ou rouge (morceaux peu gras type tournedos, steak haché à 5 % de MG) ou du poisson ou des œufs.
- 1 tranche de pain complet ou intégral.

Goûter (obligatoire)

- 1 fruit frais ou 1 yaourt nature avec 1 c. à s. de müesli non sucré.

Dîner

- Poisson ou viande maigre (volaille, veau, morceaux maigres du bœuf…), selon le mode de cuisson que vous souhaitez (voir l'annexe sur les modes de cuisson, p. 225).
- 1 bol comprenant 2 légumes cuits à l'eau ou à la vapeur avec un filet d'huile d'olive ou une noisette de beurre.

Une semaine de menus conçus pour vous

Les plats en italique correspondent à des recettes de ce livre.

LUNDI

- **Au lever :** 2 oranges pressées.
- **Petit déjeuner :** 2 tranches de pain complet avec une noisette de beurre, fruits frais, 1 thé ou café décaféiné.
- **Collation (si faim) :** 1 orange.
- **Déjeuner :** 1 portion de tofu, salade mixte (radis, tomates, concombres, laitue), 1 tranche de pain complet.
- **Goûter (si faim) :** 1 barre protéinée (voir note p. 89).
- **Dîner :** 1 filet de dindonneau, champignons, carottes.
- **Collation (si faim) :** 2 tranches d'ananas.

MARDI

- **Au lever :** 1 orange et 1 pamplemousse pressés.
- **Petit déjeuner :** 2 tranches de pain complet avec une noisette de beurre, 1 yaourt nature, 1 thé ou café décaféiné.
- **Collation (si faim) :** 1 barre protéinée (voir note p. 89).
- **Déjeuner :** 1 filet de dinde froide + salade mixte (laitue, radis, endives, concombre, soja, vinaigrette).
- **Goûter (si faim) :** 1 bol de flocons d'avoine + lait demi-écrémé.

• **Dîner :** 1 magret de canard sans peau, gratin de fenouil, tomates au four.
• **Collation (si faim) :** 1 orange.

Mercredi

• **Au lever :** 2 oranges pressées.
• **Petit déjeuner :** 1 bol de fromage blanc maigre avec des fruits frais, 1 thé ou café décaféiné.
• **Collation (si faim) :** 1 bol de flocons d'avoine + lait demi-écrémé.
• **Déjeuner :** 1 carpaccio de thon, salade de blé.
• **Goûter (si faim) :** 1 barre protéinée (voir note p. 89).
• **Dîner :** roulade de 2 tranches de jambon cru, poireau à la sauce blanche (Maïzena et lait écrémé).
• **Collation (si faim) :** 1 bol de fraises.

Jeudi

• **Au lever :** 1 orange et 1 citron pressés
• **Petit déjeuner :** 2 tranches de pain complet avec une noisette de beurre et des fraises, 1 thé ou café décaféiné.
• **Collation (si faim) :** 1 barre protéinée (voir note p. 89).
• **Déjeuner :** crevettes avec une salade de blé, chou blanc râpé, carottes râpées, grains de maïs, vinaigrette ou mayonnaise allégée.
• **Goûter (si faim) :** 5 abricots secs.
• **Dîner :** boulettes de veau, épinards, endives braisées.
• **Collation (si faim) :** ½ melon.

Vendredi

• **Au lever :** 1 orange, 1 pamplemousse et 1 citron pressés.
• **Petit déjeuner :** *1 bol de fromage blanc maigre aux ananas* (voir p. 197), 1 thé ou café décaféiné.
• **Collation (si faim) :** 1 bol de flocons d'avoine + lait demi-écrémé.

• **Déjeuner :** *Soupe froide aux courgettes et au curry* (voir p. 198), jambon cru.
• **Goûter (si faim) :** 1 barre protéinée (voir note p. 89).
• **Dîner :** colin en papillote, tomates, blancs de poireaux, lamelles de carotte.
• **Collation (si faim) :** 1 pomme.

Samedi

• **Au lever :** 1 orange et 1 pamplemousse pressés.
• **Petit déjeuner :** 2 tranches de pain complet + fruits frais, 1 yaourt nature, 1 thé ou café décaféiné.
• **Collation (si faim) :** 1 barre protéinée (voir note p. 89).
• **Déjeuner :** soupe de concombre, filet de dinde.
• **Goûter (si faim) :** 1 brugnon.
• **Dîner :** *thon mi-cuit* (voir p. 197).
• **Collation (si faim) :** 1 barre protéinée (voir note p. 89).

Dimanche

• **Au lever :** 1 orange, 1 pamplemousse et 1 citron pressés.
• **Petit déjeuner :** 2 tranches de pain complet + 3 c. à s. de fromage blanc maigre, 1 pomme, 1 thé ou café décaféiné.
• **Collation (si faim) :** 1 bol de flocons d'avoine + lait demi-écrémé.
• **Déjeuner :** 1 blanc de poulet, laitue, carottes râpées, céleri râpé, vinaigrette.
• **Goûter (si faim) :** 1 barre protéinée (voir note p. 89).
• **Dîner :** gratin de pâtes.
• **Collation (si faim) :** 1 pêche.

Vos recettes personnalisées

Fromage blanc aux ananas

Ingrédients
(pour 4 personnes) :

- 500 ml de fromage blanc frais
- 8 tranches d'ananas frais
- 4 blancs d'œufs
- Édulcorant

Nettoyez et coupez l'ananas en fines lamelles.

Battez les blancs d'œufs en neige.

Incorporez-les au fromage blanc et mélangez doucement pour obtenir un mélange onctueux.

Ajoutez-y l'édulcorant et incorporez l'ananas au fromage blanc.

Servez frais.

Thon mi-cuit

Ingrédients
(pour 4 personnes) :

- 600 g de thon rouge
- 1 courgette
- 6 c. à s. d'huile d'olive
- 3 c. à s. de jus de citron
- 2 c. à s. de basilic haché
- 1 gousse d'ail haché
- Sel, poivre du moulin
- Tomates

Marinade : dans un bol mélangez l'huile, le citron, l'ail et le basilic. Salez et poivrez.

Faites cuire à la vapeur les courgettes coupées en rondelles. Préparez les tomates et mettez-les au four.

Prenez une poêle bien chaude avec un peu de matière grasse. Déposez le thon et faites-le cuire sur un seul coté jusqu'à ce que le dessus soit chaud.

Versez la marinade sur les courgettes et servez-les avec le thon et les tomates.

Soupe froide aux courgettes et au curry

Ingrédients
(pour 4 personnes) :

- 4 courgettes
- 2 poireaux
- 1 l de bouillon de volaille
- 1 c. à s. de curry en poudre
- 2 c. à s. de crème fraîche allégée
- 2 tranches de pain de mie
- 2 c. à s. d'huile d'olive
- 12 cubes de feta
- Sel, poivre

Pelez les courgettes et coupez-les en tranches.

Nettoyez les poireaux, ôtez une bonne partie des feuilles vertes, lavez-les soigneusement et détaillez-les en rondelles.

Portez le bouillon de volaille à ébullition.

Faites chauffer 1 c. à s. d'huile dans une marmite et faites-y suer les poireaux 3 minutes, saupoudrés de curry. Mélangez.

Ajoutez les courgettes, versez le bouillon.

Salez légèrement et poivrez.

Portez de nouveau à ébullition, baissez le feu et laissez cuire 30 minutes.

Laissez refroidir.

Passez au mixeur jusqu'à l'obtention d'une fine purée.

Ajoutez la crème fraîche et mixez quelques instants. Réservez au frais 1 heure.

Découpez les tranches de pain en tout petits cubes.

Faites-les dorer dans une poêle avec la dernière cuillère d'huile.

Au moment de servir, fouettez la préparation pour la délier, versez-la dans des bols ou des grands verres, ajoutez quelques croûtons et deux ou trois cubes de feta.

Servez bien frais.

Votre « programme sport »

Tonifier les muscles du bas du corps, mais aussi et surtout améliorer la circulation sanguine et lymphatique : tels sont les buts de l'activité physique dans votre profil. Pour cela, il ne faut pas se contenter de travailler les muscles superficiels des cuisses ou des fesses, mais aussi entraîner les muscles posturaux des jambes, des cuisses et du bassin (ceux qui, comme leur nom l'indique, assurent la posture et nous tiennent debout). Pour cela, rien de mieux que la marche prolongée (au moins 30 minutes) qui, à chaque contraction musculaire, ramène le sang vers le cœur et déclenche la fabrication de petites veinules périphériques. Les mouvements de pédalage sont également très efficaces, surtout effectués dans l'eau…

Lundi : 45 minutes d'aquagym ou de bicyclette aquatique.

Mardi : repos.

Mercredi : 45 minutes de natation.

Jeudi : repos.

Vendredi : 45 minutes de vélo.

Samedi : repos.

Dimanche : 2 heures de randonnée.

Vos exercices spécifiques

Ils vont solliciter les muscles superficiels pour retrouver le galbe des membres inférieurs (fessiers, quadriceps, jumeaux…), mais également les muscles posturaux (situés en profondeur, ils « tiennent » le squelette comme les mâts d'un navire), dont la tonicité est extrêmement bénéfique sur le retour veineux.

- Exercice 1

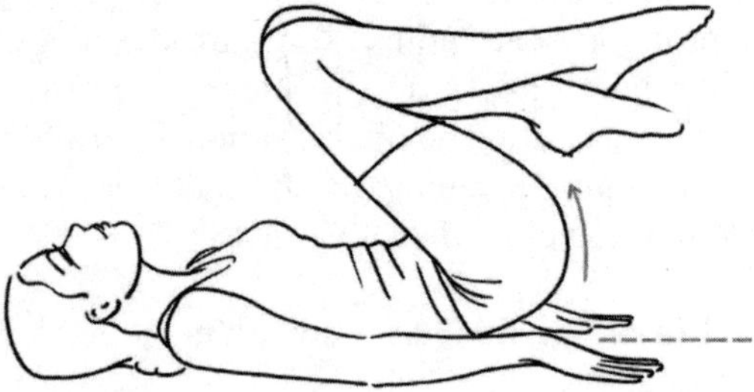

Couchée sur le dos, les jambes fléchies, bras le long du corps, paumes au sol. Soulevez de 20 cm le bassin puis relâchez doucement.

- **Nombre de répétitions :** 10.
- **Repos (3 minutes) :** couchée sur le sol, inspirez en contractant fortement vos fesses pendant 15 secondes, puis expirez profondément en les relâchant.

- Exercice 2

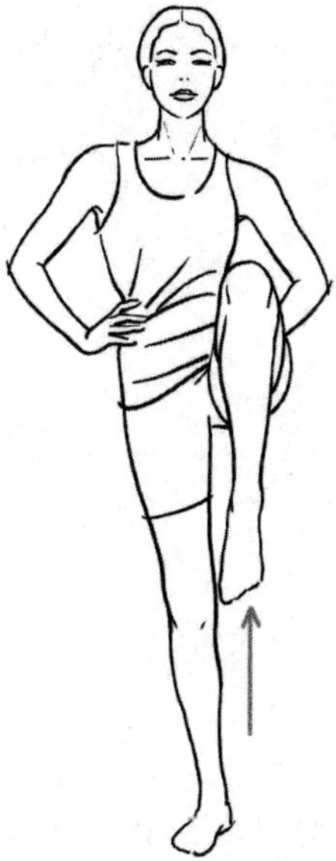

Debout, les mains sur les hanches, le buste droit, élevez le genou le plus haut possible en fléchissant la cuisse, puis redescendez.

• **Nombre de répétitions :** 20 mouvements de chaque côté.

• **Repos (3 minutes) :** couchée sur le sol, inspirez en contractant fortement vos fesses pendant 15 secondes, puis expirez profondément en les relâchant.

• Exercice 3

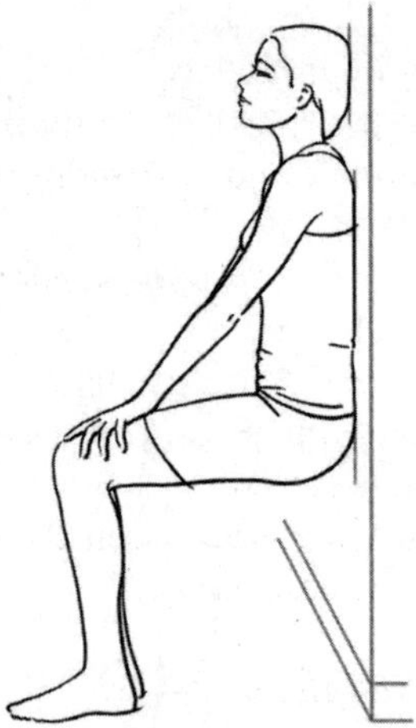

Calez votre dos le long d'un mur, les cuisses formant un angle droit avec le buste, les mollets et pieds formant un second angle droit avec les cuisses, exactement comme si vous étiez assise sur une chaise. Tenez la position pendant 10 secondes.

• **Nombre de répétitions :** 3.

Mon « ordonnance naturelle »

L'objectif : avant tout, améliorer la circulation sanguine.

• Ma formule idéale[1]

❀ *Vigne rouge* (pour améliorer le système circulatoire)

→ 1 gélule matin, midi et soir à prendre pendant les repas avec un grand verre d'eau.

---

1. Les plantes doivent impérativement être prescrites ou conseillées par des professionnels de la santé ayant reçu une formation adéquate dans ce domaine.

- *Hamamélis* (pour stimuler le système veino-lymphatique)
  → 1 gélule matin, midi et soir.
- *Cacao* (diurétique et brûleur de graisses)
  → 1 gélule matin et midi à prendre pendant les repas avec un grand verre d'eau.
- *Reine-des-prés* (elle résorbe les œdèmes)
  → 1 gélule matin et midi.
- *Criste-marine* (pour lutter contre la cellulite en favorisant l'élimination de l'eau et des toxines)
  → 1 gélule matin et midi
- *Fenugrec* (pour améliorer la sensibilité à l'insuline)
  → 1 gélule matin, midi et soir.

Les techniques complémentaires

Les massages	+
Le drainage lymphatique manuel	++
La thermodermie ®	+
La pressothérapie	++
L'endermologie ®	+++
La mésothérapie	++
La liposculpture	+

+++ *recommandée* — *sans intérêt*
++ *très efficace* ? *non évaluée*
+ *efficace*

5

Vous avez minci, maintenant stabilisez-vous !

LES STATISTIQUES SONT CRUELLES. Au bout de cinq ans, 80 à 90 % des candidats aux régimes, quelle que soit la façon dont ils avaient choisi de maigrir, ont repris leur poids initial, voire pour certains un « bonus » de quelques kilos.

Car maigrir n'est pas le plus difficile. C'est conserver le poids que l'on a réussi à atteindre qui l'est ! Notre corps est souvent « programmé » pour stocker, en cas de disette… Question de survie !

Malheureusement, la mode n'est plus aux rondeurs, ce qui explique que beaucoup de femmes (et d'hommes) multiplient les régimes, pour regrossir de plus belle dès qu'elles (ils) arrêtent.

D'où le vœu largement répandu de stabiliser le nouveau poids chèrement acquis. Or, nous ne sommes pas toutes et tous logés à la même enseigne : il y a ceux qui éliminent d'emblée en avril les kilos de l'hiver, et les autres, qui y parviennent beaucoup plus difficilement, ou pas du tout. Et, bien évidemment, c'est chez les plus ronds que le corps résiste !

Quel poids idéal espérer ?

Si vous voulez trop maigrir, votre corps aura beaucoup plus de mal à conserver un poids inférieur à celui qu'il devrait « naturellement » avoir.

Or, le poids que l'on peut raisonnablement atteindre est celui que l'on avait entre 15 et 25 ans. Ce qui n'est pas obligatoirement le poids idéal dont vous rêviez.

Ce poids d'équilibre (les spécialistes parlent de « set-point ») pourrait être maintenu toute la vie, même après une grossesse. Bonne nouvelle, non ? Malgré tout, la nourriture est là, tentante, abondante. Et l'engrenage des régimes va aussi dérégler ce seuil de raison.

Notre organisme possède deux métabolismes : le **métabolisme de base** (correspondant à nos besoins minimaux) qui nous permet de respirer et dépenser le minimum d'énergie pour entretenir la machine, et le **métabolisme d'activité**, qui nous aide à lutter contre le froid, marcher, courir, réfléchir.

Pour faire maigrir une personne, il ne faut jamais la faire descendre en deçà de son métabolisme de base, lequel dépend du poids, de la taille, de l'âge et de l'hérédité. Si la privation est trop importante (avec, par exemple, un régime à 1 000 calories par jour alors que son métabolisme de base est de 1 400), dès qu'elle retrouvera une alimentation normale, même légère, ce corps insuffisamment nourri va stocker la nourriture. Il n'aime pas qu'on le prive, il se défend ! Voilà pourquoi il est très difficile de stabiliser les gens qui ont suivi des régimes trop stricts, en deçà de leur poids physiologique.

Je propose donc l'inverse. Loin d'affamer le patient, je lui permets de se nourrir suffisamment, avec des aliments qui le feront maigrir sans passer sous son seuil.

Et quand j'évoque la stabilisation avec un patient que l'on a fait maigrir vite et beaucoup, je conseille l'exercice physique. Car plus on développe ses muscles, plus on dépense d'énergie, ce qui élève le métabolisme de base. Le régime peut alors devenir moins strict.

Prenons un exemple. En plongée sous-marine, si vous descendez à une profondeur de 50 mètres, il vous faudra remonter par paliers. C'est la même chose pour un régime. Lorsque l'on est arrivé à son poids idéal, il faut revenir progressivement à une alimentation idéale !

Comment ne pas reprendre de poids ?

Désormais vous êtes bien dans votre peau. Votre silhouette vous satisfait, vos objectifs sont atteints. Vous avez perdu vos kilos superflus, non pas sans y penser mais sans vous priver, simplement en changeant vos habitudes alimentaires.

Maintenant une nouvelle question vous chiffonne : « Ces kilos, comment faire pour ne jamais les reprendre ? »

La réponse est simple, il s'agit juste de conserver les mêmes aliments qu' « avant », mais de changer leurs proportions.

En pratique voici les « 10 commandements » à respecter :

1. **Les légumes tu privilégieras :** ils doivent être présents en abondance aux repas de midi et du soir. Ils sont

très riches en antioxydants et autres substances bénéfiques : vitamine C (poivron, brocoli), caroténoïdes (carottes), acide lipoïque (épinards), etc.

2. **Les féculents au menu tu mettras :** vous choisirez préférentiellement ceux à index glycémique bas : pain complet, légumineuses, riz complet, pomme de terre entière, vapeur.
3. **Les fruits raisonnablement tu consommeras :** ils ne doivent pas remplacer les légumes car ils sont beaucoup plus sucrés. Les patients présentant des problèmes d'hyperinsulinisme les mangeront en quantité très limitée.
4. **Les produits laitiers jamais tu ne négligeras :** ils sont indispensables pour satisfaire les besoins en calcium. Vous les choisirez les moins gras et sucrés possible (privilégiez les laitages nature).
5. **Tes matières grasses tu sélectionneras :** on privilégiera l'huile de colza qui a le meilleur rapport entre les différents acides gras de toutes les huiles.
6. **Ton alimentation tu enrichiras :** en oméga 3 (œufs, poissons des mers froides), en sélénium (un puissant antioxydant) présent dans les poissons, les moules, les crevettes, le foie et la dinde.
7. **Le gras tu surveilleras :** si aucun aliment ne doit être interdit, on limitera la consommation de produits très gras (mayonnaise, fritures).
8. **Tes repas tu fractionneras :** respectez vos trois repas principaux et vos collations. Ne sautez pas le petit déjeuner.
9. **Le grignotage tu oublieras.**
10. **L'alcool tu choisiras et maîtriseras :** si vous avez envie de boire un verre (même régulièrement), optez pour le vin rouge, riche en tanins. Bien mieux que tout autre alcool !

Mes astuces de pro pour réussir votre stabilisation

• **Fixez-vous un poids de stabilité raisonnable** correspondant à une silhouette qui vous convient, sans vouloir à tout prix ressembler à un mannequin de magazine.

Mangez bien, mangez bon et sain !

• **N'oubliez pas le programme alimentaire de votre morphotype.** Retournez-y régulièrement pour « rattraper » un excès occasionnel ou anticiper une période sensible (avant les fêtes de fin d'année…).
• **Pesez-vous une fois par semaine.** Si vous reprenez 1 kg, refaites 3 jours d'équilibre alimentaire strict.
• **Respectez les règles de l'équilibre alimentaire.** La stabilisation est une phase essentielle dans le cadre d'un objectif de perte de poids. Le contrôle alimentaire doit être maintenu. Pendant votre régime, vous êtes parvenu à adopter de nouvelles bonnes habitudes alimentaires, qui associent équilibre et plaisir gustatif (moins de sucre, plus de légumes, peu de matières grasses…), alors conservez-les !
• **Lorsque vous êtes confronté à une situation qui multiplie les écarts** comme un dîner chez des amis (apéritif, repas, digestif…), limitez les excès. Au moment de l'apéritif, évitez les cacahuètes et les autres fruits secs oléagineux qui chiffrent en calories (en moyenne 600 kcal/100 g) et savourez un jus de tomates ou un verre d'eau gazeuse. Pendant le repas, prenez une entrée et un plat sans vous resservir. Évitez l'étape dessert.
• **Mangez suffisamment d'aliments sources de fibres alimentaires.** Contenues dans les céréales complètes, les légumes secs, les légumes et les fruits, elles permettent de lutter contre la paresse intestinale et la constipation.

Elles favorisent une distribution harmonieuse de l'énergie apportée par l'aliment, tout en facilitant la satiété. Introduisez-les progressivement si vous en consommez peu. Associez-les à une consommation d'eau suffisante.

• **Choisissez les aliments pour leurs saveurs, leur diversité, leurs qualités nutritives,** et non uniquement par rapport à leur apport énergétique, en pensant à varier les groupes alimentaires. Associez vos exigences de quantité et de qualité.

• **N'oubliez pas de boire de l'eau :** un litre et demi par jour minimum, voire 2 litres sous toutes ses formes (eau, café, thé, tisanes). Un verre d'eau bien fraîche ou un bon thé peut vous aider à calmer une petite faim.

• **Si vous êtes sujet aux « petits creux »,** emportez des chewing-gums ou des bonbons sans sucre, ou tout simplement buvez un verre d'eau fraîche. Instaurez un goûter régulier.

• **Évitez de stocker les aliments qui vous font « craquer ».** Faites les courses après les repas : si vous ne cédez pas au magasin, vous ne craquerez pas à la maison. Gérés, adaptés à vos intentions de stabilisation pondérale, vos achats ne doivent pas se faire dans la précipitation…

• **Conservez trois repas équilibrés par jour.** Programmez vos menus avec plusieurs jours d'avance ou, mieux, une semaine. Vous évitez ainsi la fameuse question : « Que vais-je préparer pour dîner ? », ainsi que les repas improvisés souvent déséquilibrés. L'idéal est de conserver une collation en plus de vos trois repas, comme un verre de lait ou un produit laitier écrémé et quelques céréales non sucrées.

• **Conservez les réflexes acquis quant aux ingrédients, ustensiles et modes de cuisson** à privilégier dans votre cuisine.

Bougez, c'est le secret !

Pratiquez une activité physique régulière, d'intensité moyenne mais prolongée. C'est le complément idéal d'une stabilisation réussie, et d'autant plus plaisant que, étant plus léger, vous bougez plus aisément. Marcher une demi-heure avant ou après le travail permet de souffler, de se décontracter, de chasser le stress. Marchez sans penser à rien, juste pour le plaisir de vous sentir bouger : vous cumulerez les avantages d'une dépense énergétique supplémentaire et d'un moment de détente, vous aurez moins envie de grignoter.

Comptez minimum deux à trois heures d'activité physique fractionnées sur la semaine pour faire pencher l'aiguille de la balance du bon côté. Demandez à votre médecin ou à votre kinésithérapeute les exercices qui vous conviennent le mieux.

Mes conseils selon votre profil

1. Surcharge pondérale de suralimentation

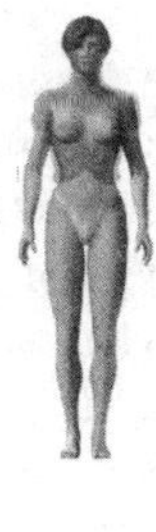

Les changements de votre alimentation doivent impérativement être maintenus à long terme, car votre profil est le plus susceptible de regrossir facilement. Surveillez-vous en vous pesant régulièrement.

Il est également impératif que vous poursuiviez, voire augmentiez, une activité physique régulière.

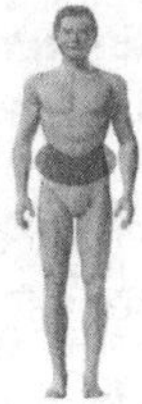

2. Surcharge pondérale de sédentarité

Continuez le sport ! Si vous arrêtez, vous risquez de retrouver le même problème : une prise de poids progressive, et des poignées d'amour…

3. Surcharge pondérale abdominale nerveuse

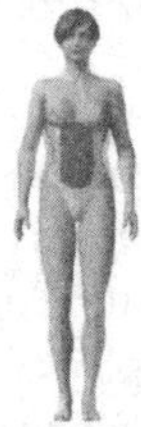

Pour vous sentir mieux sur le long terme, il vous faut trouver un équilibre psychologique et moral et apaiser votre état naturellement nerveux. Ceci implique de savoir vous détendre, de pratiquer un minimum de sport, ou même des activités douces comme le yoga, la sophrologie…

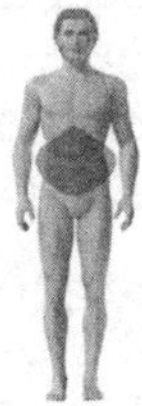

4. Surcharge pondérale athérogène

Grâce à cet ouvrage, vous avez adopté une nouvelle hygiène de vie. Maintenez-la, pour prévenir les complications médicales possibles provoquées par votre surpoids.

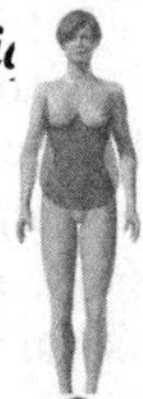

5. Surcharge pondérale métabolique prédiabéti

Contrôlez vos apports en sucres et continuez de fuir les sucres rapides (bonbons, chocolat…) pour mieux gérer votre insuline et de pas faire trop travailler votre pancréas.

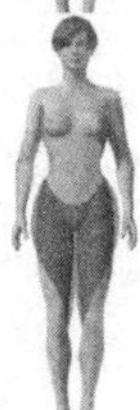

6. Surcharge pondérale glutéale (culotte de cheval)

Si vous mettez en route une grossesse, surveillez strictement votre alimentation pour éviter de prendre trop de poids. De la même façon, évitez les perturbations hormonales, et faites-vous suivre régulièrement par un gynécologue.

N'oubliez pas d'entreprendre une technique esthétique complémentaire, et les séances d'entretien régulières pour maintenir vos résultats.

7. Surcharge pondérale héréditaire (culotte de zouave)

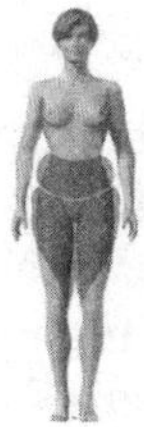

Continuez de fuir le sucre pour maîtriser votre taux d'insuline.

Si vous avez entrepris une technique esthétique complémentaire comme l'endermologie, n'oubliez pas les séances d'entretien régulières pour maintenir vos résultats.

8. Surcharge pondérale circulatoire (bottes veineuse et lymphatique)

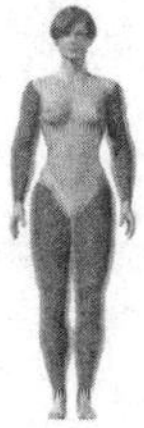

Préservez votre circulation : respectez les règles d'hygiène que vous avez adoptées grâce à ce livre, évitez la station debout prolongée, le chauffage par le sol, la prise de pilule contraceptive.

Si vous avez entrepris une technique esthétique complémentaire, n'oubliez pas les séances d'entretien régulières pour maintenir vos résultats.

Annexes

Annexe 1
Teneur en sel des aliments

(100 mg de sodium = 250 mg de sel de cuisine)

Quelques exemples d'aliments parmi les plus riches et les moins riches en sodium dans chaque famille.

• **Boissons**
– 1 tasse de thé contient entre 1 à 6 mg de sodium/100 g
– 1 jus de tomate en boite 250 mg de sodium/100 g

• **Céréales / produits céréaliers**
– Riz : 9 mg de sodium/100 g
– Biscottes : 263 mg de sodium/100 g

• **Graisses**
– Beurre non salé : 10 mg de sodium/100 g
– Huile d'olive : 0 mg de sodium/100 g
– Margarine : 104 mg de sodium/100 g

– Mayonnaise : 702 mg de sodium/100 g
– Moutarde : 1 307 mg de sodium/100 g

• **Charcuterie**
– Jambon cru : 76 mg de sodium/100 g
– Autres charcuteries : entre 870 et 3 500 mg de sodium/100 g

• **Légumes**
– Maïs frais : 0,4 mg de sodium/100 g
– Courgettes : 1 mg de sodium/100 g
– Petits pois frais : 2 mg de sodium/100 g
– Chou-fleur : 16 mg de sodium/100 g
– Carottes : 50 mg de sodium/100 g
– Épinards : 62 mg de sodium/100 g
– Petits pois en conserve : 282 mg de sodium/100 g
– Maïs en conserve : 384 mg de sodium/100 g

• **Poissons**
– Saumon frais : 48 mg de sodium/100 g
– Huîtres : 73 mg de sodium/100 g
– Cabillaud : 86 mg de sodium/100 g
– Crevettes : 140 mg de sodium/100 g
– Homard : 300 mg de sodium/100 g
– Saumon fumé : 640 mg de sodium/100 g
– Hareng fumé : 720 mg de sodium/100 g
– Hareng en conserve : 1 000 mg de sodium/100 g
– Crabe en boîte : 1 000 mg de sodium/100 g

• **Produits laitiers**
– Yaourt : 62 mg de sodium/100 g
– Lait : 75 mg de sodium/100 g
– Œuf : 135 mg de sodium/100 g
– Fromage : entre 620 à 1 150 mg de sodium/100 g

- **Viande**

– Bœuf frais : 51 mg de sodium/100 g
– Porc : 62 mg de sodium/100 g
– Poulet : 83 mg de sodium/100 g
– Veau : 90 mg de sodium/100 g
– Bœuf fumé : 1 200 mg de sodium/100 g
– Lard : 1 500 mg de sodium/100 g

Annexe 2
Les protéines et les aliments riches en protéines

Viandes, volailles, gibiers, poissons, œufs et produits laitiers sont des catégories d'aliments tout à fait différentes.

Rien ne les rapproche en matière d'origine, de goût, d'aspect, de textures, ni d'utilisation culinaire.

Néanmoins, tous ces aliments appartiennent à une même famille nutritionnelle car ils ont plusieurs points communs :

- ils sont riches en **protéines** animales, de bonne valeur biologique, car elles contiennent des acides aminés indispensables ;
- ils ne contiennent pas, ou très peu, de **glucides** : ce ne sont pas des aliments « énergétiques » ;
- ils renferment tous des **lipides**, en quantités très variables, qui peuvent être riches en **acides gras saturés** (sauf le poisson) ;
- ils contiennent tous des **vitamines** du groupe B ;
- ils ne contiennent pas de **vitamine C** ;
- ils renferment tous des **sels minéraux** et des **oligo-éléments** mais pas les mêmes.

Ces aliments fournisseurs de protéines sont indispensables à l'équilibre alimentaire. Mais, à cause de leur fréquente richesse en lipides (sauf pour les produits laitiers écrémés ou partiellement écrémés et les poissons blancs), leur consommation doit forcément être limitée sous peine de déséquilibrer l'alimentation

En dehors de l'**huile** et du **sucre**, tous les aliments contiennent des protéines, mais elles sont très inégalement réparties :

• les **viandes**, les **poissons**, les **œufs**, les **produits laitiers** en sont les plus riches ;
• les **céréales**, les **pommes de terre** et les **légumes secs** en contiennent moyennement ;
• les **légumes frais** et les **fruits** en sont pauvres.

Les protéines des aliments d'origine végétale ne possèdent malheureusement pas tous les acides aminés indispensables alors que ceux-ci se trouvent tous, et dans les bonnes proportions, dans toutes les protéines des aliments d'origine animale.

Protéines d'origine animale

Valeurs moyennes dans 100 g d'aliments :
• viandes, volailles, abats, charcuteries, poissons coquillages et crustacés : 15 à 24 g
• fromages fermentés : 15 à 30 g
• œufs : 13 g
• yaourts et fromages frais : 5 à 8 g
• lait : 3,5 g

Elles contiennent tous les acides aminés indispensables. Mais beaucoup de ces aliments apportent aussi des lipides, des acides gras saturés et du cholestérol.

Protéines d'origine végétale

• fruits secs : 10 à 15 g
• pains, biscottes, pains grillés du commerce : 7 g à 10 g
• céréales (pâtes, riz, maïs) et légumes secs : 2 à 5 g (après cuisson)
• légumes frais : 1 à 3 g
• fruits frais : moins de 1 g

Elles sont déficientes en certains acides aminés indispensables. Mais ces aliments ne contiennent pas de lipides, ni de cholestérol. C'est un bon point !

Annexe 3
Vive les aliments de saison !

Variez le plus possible les légumes et les fruits frais, et respectez au mieux les saisons pour profiter pleinement de leurs bienfaits nutritionnels ainsi que de leurs saveurs plus prononcées.

Le prix du produit est aussi nettement plus avantageux en « pleine saison » !

Ce tableau permettra de vous guider dans le choix des légumes et des fruits.

Pour les légumes

Pleine saison ■ Mi-saison □

	Printemps	Été	Automne	Hiver
Ail		■	■	■
Artichaut	■	■	■	
Asperge	■			
Aubergine		■	■	
Avocat	■	■	■	■
Basilic		■	■	
Bette ou Blette	□		□	■
Betterave	■	■	■	■
Carotte	■	■	■	■

	Printemps	Été	Automne	Hiver
Céleri branche				
Céleri-rave				
Cerfeuil				
Champignon				
Chou				
Chou de Bruxelles				
Chou-fleur				
Chicon				
Ciboulette				
Concombre				
Cornichon				
Courgette				
Cresson				
Échalote				
Endive				
Épinards				
Estragon				
Fenouil				

	Printemps	Été	Automne	Hiver
Fève				
Frisée				
Haricot				
Haricot vert				
Mâche				
Maïs				
Navet				
Oignon				
Oignon blanc				
Persil				
Petits pois				
Poireau				
Poivron				
Pomme de terre				
Pomme de terre primeur				
Potiron				
Radis				
Romarin				

	Printemps	Été	Automne	Hiver
Salsifis				
Scarole				
Tomate				

Pour les fruits

	Printemps	Été	Automne	Hiver
Abricot				
Ananas				
Banane				
Cassis				
Cerise				
Châtaigne				
Citron				
Citron vert				
Clémentine				
Coing				
Figue				
Fraise				
Kiwi				
Litchi				

	Printemps	Été	Automne	Hiver
Mandarine				
Mangue				
Melon				
Noisette				
Noix				
Noix de coco				
Orange				
Papaye				
Pêche				
Nectarine				
Petits fruits rouges				
Poire				
Pomélo				
Pomme				
Prune				
Raisin				
Rhubarbe				

Annexe 4
Les modes de cuisson

Les cuissons à privilégier

La préparation à l'étouffée est une cuisson sans eau. Son principe est de cuire les aliments à feu très doux (moins de 90 °C), sans adjonction de liquide, en utilisant l'eau contenue dans les aliments eux-mêmes. Elle ne prend pas plus de temps qu'une cuisson à la vapeur et le thermostat, sur le couvercle, permet de surveiller la température et de couper la source de chaleur lorsque celle-ci atteint 60 °C/80 °C. La cuisson se poursuit ensuite tranquillement sans énergie extérieure et sans votre présence.

Ce type d'ustensile, onéreux à l'achat, est un investissement utile : les saveurs et les qualités intrinsèques des aliments sont préservées. Différents fabricants proposent des séries de casseroles, faitouts, sauteuses, avec leur couvercle respectif, en acier inox 18/10. Le fond épais de ces ustensiles permet une bonne répartition de la chaleur. Un contrôle de la température est possible sur certains d'entre eux grâce au thermostat placé sur le couvercle. La température indiquée sur la sonde qui traverse le couvercle correspond à la chaleur de l'intérieur de l'unité de cuisson. Attention, certains fabricants commercialisent des systèmes plus rudimentaires où la prise de température se fait par un thermostat juste posé sur le couvercle !

L'utilisation du cuit-vapeur permet à la vapeur lente de cuire les aliments sans détruire les nutriments les plus fragiles. L'eau utilisée ne provient pas du produit lui-même, elle est un adjuvant nécessaire à la cuisson. Ce liquide ne doit pas être consommé, ni utilisé dans des préparations ; à sa couleur, vous observerez qu'il a recueilli toutes les toxines et impuretés rejetées par les aliments.

Le four électrique ou au gaz est le plus souvent utilisé à une température élevée (220 °C) qui détériore les aliments ; il sera employé occasionnellement, le plus souvent possible à moins de 200° pour la réalisation de certains plats conviviaux comme les gâteaux, les gratins. Il garde l'avantage, surtout lorsque la porte est vitrée, de pouvoir observer et apprécier la cuisson.

Les cuissons à éviter

Nous éviterons l'autocuiseur ainsi que le four à micro-ondes. Tous les deux ont pour but d'accélérer le temps de cuisson au détriment de la qualité.

Le micro-ondes est l'ustensile le plus secret quant à ses répercussions sur l'alimentation. Le principe du micro-ondes consiste à bousculer la structure de l'aliment. Le plat est froid, mais l'aliment est chaud, voire brûlant. Ce type de four est équipé d'un tube à vide à émission thermoélectronique capable d'émettre 2 450 MHz d'énergie micro-ondulatoire (hyperfréquences). Ces ondes, de nature non ionisante, vont changer l'orientation des molécules d'eau de l'aliment 2 milliards 450 millions de fois à la seconde. Comment imaginer que des nutriments en sortent intacts ?

L'autocuiseur permet une rapide montée en température (110 °C). Tous les modes de cuisson sont possibles dans cet appareil, particulièrement la cuisson à l'étouffée ou à la vapeur. Cette température de 110 °C est excessive et trop rapidement atteinte ; il en résulte une altération des protéines et des graisses pourtant indispensables à notre organisme.

Les grillades et **les fritures** sont des cuissons violentes. Les aliments y perdent leur qualité nutritive mais aussi génèrent des produits toxiques. Les bains d'huile sont d'autant plus dangereux qu'ils seront réutilisés plusieurs fois.

Extrait du livre de Marie-Claire Thareau-Dupire, *Comment donner à son enfant le goût d'une alimentation équilibrée*, Leduc.s Éditions, 2010.

Bibliographie

• ATKINS R., *Dr Atkins' New Diet Revolution*. M. Evans and Comp., New York, 1992.

• ATKINS R., *La révolution diététique*. Buchet/Chastel, Paris, 1975.

• BASDEVANT A., *Comportement alimentaire, rôle du système nerveux central dans le choix des aliments*. Précis de Nutrition et diététique, Paris, 1986, 1.

• BESSAC L., *Aspects neuroendocriniens et métaboliques des obésités,* Imp. Méd., Paris, 1989.

• BJORNTROP P., SJOSTROM L., *Number and size of adipose tissue fat cells in relation to metabolism in human obesity.*1971, 20, 703-713.

• BJORNTROP P., Morphological classification of obesity: what they tell us, what they don't, *Internat. J. Obesity,* 1984, 8, 525-533.

• BOUCHARD C., *Inheritance of fat distribution and adipose tissue metabolism.* Metabolic complications of human obesities, Vague J. et al., excerpta Med., Amsterdam, 1985, 87-96.

• BOUTBOUL G., COHEN J.-L., *Silhouette et lipoplastie,* Arnette, Paris, 1994.

• BOWMAN SA et al., Effects of Fast-Food Consumption on Energy Intake and Diet Quality Among Children in a National Household Survey, *Pediatrics,* 2004 ; 113 (1 Pt1):112-8.

• BRAY G.A., TYGSTAD A., *Ann. Endocrin.,* 1972, 70-1.

• CREFF A.F., HERSCHBERG A.D., *Obésité,* Masson ed, Paris, 1988.

• DEBRY G., et coll., *Nutr. Dieta.,* 1968, 10, 188-196.

• DOISY R.J., Plasma insulin assay and adipose metabolism tissue, *Endocr.,* 1963, 72, 273-278.

• DUFOUR A., WITTNER L., *Programme Minceur protéines en 30 jours,* Leduc.s, Paris, 2005.

• DUFRASNE M., *Diagnostic et thérapeutique des obésités psychosomatiques.* 4e Coll. Int. sur les obésités, Agadir, 1979.

• EVANS D.J., HOFFMANN R.G., KALKHOFF R.K., KISSEBAH A.H., Relationship of androgenic activity to body fat topography, fat cell morpholgy and metabolic aberrations in premenopausal women, *J. Endocrinol. Metab.,* 1983, 57, 304-307.

• EVANS D.J., The effect of chromium picolinate on insulin controled parameters in humans. *Int. Biosocial Med. Research,* 1989, 11, 163-180.

• FABRY D., TEPPERMAN J., *Ann. J. Nutr.,* 1970, 23, 1059.

• GALITZKY J., BERLAN M., LAFONTAN M., *Contrôle adrénergique de la lipolyse du tissu adipeux humain : implications pharmacologiques.* SIM, Paris, 1992.

• GUY-GRAND B., REBUFFE-SCRIVE M., Cellularité du tissu adipeux chez l'homme, conséquences pour la prophylaxie de l'obésité, *Rev. Prat.,* 1976, 26, 2643-2654.

• JEQUIER E., GYGAX Ph., PITTET Ph., VANNOTTI A., Increased thermal body insulation : relationship to the development of obesity., *J. Appl. Physiol.,* Genève, 1974, 36, 674-678.

• JEQUIER E., *Physiopathologie de l'obésité.* Les obésités, actualisation, recherche thérapeutique. 4e Colloque sur les obésités, Moron J. éd., Agadir, 1979, 29-42.

• KROTKIEWSKI M., BJORNTORP P., *The effects of physical training in obese women and men and in women with apple and pear-shapped obesity.* Metabolic complications of human obesities, Vague J. et al., excerpta Med., Amsterdam, 1985, 259-264.

• KROTKIEWSKI M., Effect of guargum on body weight huger ratings an metabolism in obese subjects, *Brit. Journ. Nutr.,* 1984, 52, 97-105.

• KROTKIEWSKI M., *Effects of hormonal and nutritional factors on the regional cellularity of adipose tissue.* Krotkiewski ed., Goteborg, 1976.

• KROTKIEWSKI M., *Effects of hormonal nutritional factors on the regional cellularity of adipose tissue* Krotkiewski M. ed., Goteborg, 1976.

• KROTKIEWSKI M., SJOSTROM L., SULLIVAN L., Early biphasic peripheral insulin response to cephalic stimulation in obese and lean women. *From the Clinical Metabolic Laboratory of Med.,* Gothenburg, 1978.

• LAFFONTAN M. et coll., *Adrenergic regulation of regional adipocyte metabolism.*Metabolic complications of human obesities, Vague J., et al., excerpta Med., Amsterdam, 1985, 161-177.

• LISSAU L. et *al.,* Body Mass index and overweight in Adolescents in 13 European Countries, *Israel, and the United States'Arch Pediatr Adolesc Med,* 2004 ; 158 :27-33

• LIU V.J.K., MORRIS J.S., Relative chromium reponse as an indicator of chromium status, *Am. J. Clin. Nutr.,* 1978, 31, 972-976.

• MERTZ W., SCHWARZ K., Relation of glucose tolerance factor to impaired glucose tolerance in rats on stock diet, *Am. J. Physiol.,* 1959, 196, 614-618.

• MORON J., *La clef du poids,* Robert Laffont, 1974 ; Paris, Press Pocket, 1983.

• MORON J., *La nouvelle clef du poids*, Robert Laffont, 1991 ; Paris, Press Pocket, 1993.

• MOURAD J.-J., *Conséquences veineuses et lymphatiques de l'obésité.* Précis de Nutrition et diététique, Paris, 1986, 23.

• NYS P., *La consultation Minceur. Mes secrets pour maigrir et rester mince, 30 cas, 30 solutions.* Leduc.s, Paris, 2006.

• RAISON J., GUY-GRAND B., *Body fat distribution in obese hypertensives.* Complications of human obesities, Vague J. et al. ed., Excerpta Médica, Amsterdam, 1985, 67-76.

• RAISON J., Méthodes d'évaluation de la répartition de la masse grasse. *Précis de nutrition et diététique,* Paris, 1986, 3.

• REBUFFE-SCRIVE M., *Metabolism of mammary, abdominal and femoral adipocytes in women before and after menopause.* Metabolic complications of human obesities, Vague J., et al., excerpta Med., Amsterdam, 1986, 792-797.

• REBUFFE-SCRIVE M., *Regional adipose tissue in man.* Metabolic complications of human obesities, Vague J. et al. eds. Excerpta Med., 1985, Amsterdam, 149-159.

• SACKSICK H., *Maigrir selon son type hormonal,* Alpen, Monaco, 2006-07-31.

• SCHWARZ K., MERZ W., Chromium (III) and the glucose tolerance factor, *Arch. Biochem. Biophys.,* 1959, 85, 292-295.

• SCIEMECA D., TETAU M., *Le guide de phytothérapie, la santé par les plantes,* Alpen, Monaco 2006.

• SIMS E.A.H., DANFORTH E., HORTON E.S., BRAY G.A., GLENNON J.A., SALANS L.B., Endocrine and metabolic effects of experimental obesity in man, *Recent Prog. Horm. Res.,* 1973, 29, 457-496.

• SIMS E.A.H., DANFORTH E., Role of insulin in obesity, *Isr. J. Med. Sci.,* 1974, 10, 1022-1029.

• SIMS E.A.H., HORTON E.S., SALANS L.B., Inducible metabolic abnormalities during developpement of obesity, *Ann. Rev. Med.,* 1971, 22, 235-249.

• SIMS E.AH., BRAY G.A., DANFORTH E., GLENNON J.A., The effect of variations in intake of carbohydrate, lipid and cortisol metabolism. *Horm. and Metab. Res.,* 1974, 4, 70-77.

• SOUCCAR T., *Vérités et mensonges des produits amincissants,* Albin Michel, Paris, 1998.

• VAGUE J. et coll., *Androgène, œstrogènes et cortisol dans la physiologie du tissu adipeux.* Sem. Hop., Paris, 1984, 1389-1393 et 1365-1476

• VAGUE J. et coll., *Regulation of adipose mass : histometric and anthropometric aspects.* The regulation of adipose tissue mass, Vague J., and Boyer J., excerpta Med., Amsterdam, 1974, 296-310.

• VAGUE Ph. et coll., *Association between adipose tissue distribution and non insulin dependant (type II) diabetes mellitus.* Metabolic complications of human obesities, Vague J., et al., excerpta Med., Amsterdam, 1985, 77-84.

• VAGUE J., *Topographie du tissu adipeux*. Précis de Nutrition et diététique, Paris, 1986, 7.
• VIALETTES B., Hyperinsulinisme et obésité. *Précis de nutrition et diététique*, Paris, 1986, 9.

Table des matières

Sommaire 5

Introduction 7
Un peu d'(e mon) histoire… 8
Pourquoi ce livre ? 9
Petite histoire de la silhouette
« sous toutes ses formes » 10
Souvent (corps de) femme varie *10*
De la préhistoire à la Vénus de Willendorf *10*
De l'Égypte antique au XVIe siècle *11*
Déjeuner sur l'herbe *12*
Quand minceur rime avec séduction *13*
Histoire de (tour de) taille 14
Mesurer la graisse :
les atouts de l'impédancemétrie 15
Les différences homme/femme *16*

Chapitre 1 **Déterminez votre profil** 17
Profil 1 – Surcharge pondérale de suralimentation 18
Profil 2 – Surcharge pondérale de sédentarité 19
Profil 3 – Surcharge pondérale abdominale nerveuse 20
Profil 4 – Surcharge pondérale athérogène 21
Profil 5 – Surcharge pondérale prédiabétique 22
Profil 6 – Surcharge pondérale glutéale, ou culotte de cheval 23
Profil 7 – Surcharge pondérale héréditaire, ou culotte de zouave 24
Profil 8 – Surcharge pondérale circulatoire, ou bottes veineuse et lymphatique 25

Chapitre 2 **Votre silhouette, mon diagnostic, les solutions** 27
Votre bilan personnel 27
Trois grands critères pour déterminer votre profil type 29
Les silhouettes androïdes (profils 1 à 5) 30
Les silhouettes gynoïdes (profils 6 à 8) 31
Comment apparaît la cellulite ? 32

Chapitre 3 **Agir sur tous les fronts** 35
Un régime, pourquoi, comment… 35
Les bons principes de tout régime 36
• Boire beaucoup… mais pas n'importe quand 36
• Ne pas craquer 37
Les mécanismes du surpoids 41
Comment fabrique-t-on de la graisse ? 41
• QUI est sensible à QUOI ? 42
• Comment les sucres se transforment-ils en graisses ? 43
• Les ravages de l'insuline « en excès » 45
• Le grand secret 45

• Les deux principaux facteurs d'excès d'insuline ... 45
• Principaux facteurs responsables d'une résistance à l'insuline (insulinorésistance) ... 46
• Index glycémique (IG) ... 47
La clé de l'amaigrissement ... 47
• Pourquoi grossit-on ? ... 47
• Quelques règles simples pour contrôler le taux de sucre sanguin et d'insuline ... 47
• Comment brûle-t-on de la graisse ? ... 49
• Question d'équilibre ... 50
Du sport, pourquoi ? ... 50
10 bonnes raisons de se mettre enfin au sport... ... 51
Les mauvaises raisons de ne pas faire de sport ... 53
• « Je n'ai pas le temps » ... 53
• « Je n'aime pas ça » ... 53
• « Je ne veux pas me mettre en petite tenue/maillot de bain, etc., car je suis complexé » ... 54
Oui, mais... quel sport choisir ? ... 55
Nos conseils pour vos exercices spécifiques de gym ... 56
Des plantes au secours de votre silhouette ... 56
Quelles plantes, pour quels effets ? ... 57
• Les plantes qui coupent la faim ... 57
• Les plantes drainantes ... 59
• Les plantes lipolytiques ... 60
• La plante riche en iode, qui active le métabolisme ... 60
• La plante qui diminue les ballonnements ... 61
• Les plantes qui améliorent le transit intestinal ... 61
• Les plantes qui améliorent la circulation ... 61
• Les plantes qui régulent le taux de sucre sanguin ... 62
• Les plantes calmantes ou relaxantes ... 63
• La plante qui améliore l'élasticité de la peau ... 63
• Les plantes qui protègent l'appareil cardio-vasculaire ... 64

Massages, bistouri…
les traitements complémentaires 64
1. Le drainage lymphatique manuel 65
2. La thermodermie = les infrarouges 65
3. La pressothérapie 66
4. L'endermologie (Cellu M6) 67
5. La mésothérapie 68
6. La liposculpture 70
Quelles techniques pour vous aider ? 71
Petite psychologie des kilos 71
Les silhouettes androïdes (profils 1 à 5) 71
• Surcharge de suralimentation 72
• Sédentaire, Nerveuse, Athérogène, Prédiabétique 73
Les silhouettes gynoïdes (profils 6 à 8) 76
Chaque personne est unique 76
L'accompagnement psychologique 77
Et pour mincir ? 78

Chapitre 4 **À chaque silhouette sa solution minceur…** 81
1. Surcharge pondérale de suralimentation 81
Votre profil 81
Comment caractériser ce type de surcharge ? 82
Un peu d'histoire… 82
Témoignage 82
Pourquoi grossit-on ainsi ? 83
Qui est concerné ? 83
Quels sont les risques ? 84
Les solutions… 84
Les grands principes de votre régime 84
• Tout d'abord : manger moins 84
• Mais aussi… 85
Votre journée type 87
Une semaine de menus conçus pour vous 89

Vos recettes personnalisées 92
Votre « programme sport » 94
Vos exercices spécifiques 95
Mon « ordonnance naturelle » 97
Les techniques complémentaires 98
2. Surcharge pondérale de sédentarité 99
Votre profil 99
Comment caractériser ce type de surcharge ? 99
Un peu d'histoire... 99
Témoignage 100
Pourquoi grossit-on ainsi ? 100
Qui est concerné ? 101
Quels sont les risques ? 101
Les solutions... 102
Les grands principes de votre régime 102
Votre journée type 103
Une semaine de menus conçus pour vous 104
Vos recettes personnalisées 107
Votre « programme sport » 110
Vos exercices spécifiques 111
• Exercice 1 95
• Exercice 2 96
• Exercice 3 96
Mon « ordonnance naturelle » 113
• Ma formule idéale 97
• En complément, pour diminuer les symptômes associés 98
Les techniques complémentaires 114
3. Surcharge pondérale abdominale nerveuse 115
Votre profil 115
Comment caractériser ce type de surcharge ? 115
Un peu d'histoire... 115
Témoignage 116
Pourquoi grossit-on ainsi ? 116

Qui est concerné ? 117
Quels sont les risques ? 117
Les solutions… 117
Les grands principes de votre régime 117
Votre journée type 119
Une semaine de menus conçus pour vous 120
Vos recettes personnalisées 123
Votre « programme sport » 125
Exercices spécifiques 126
• Exercice 1 111
• Exercice 2 112
• Exercice 3 112
Mon « ordonnance naturelle » 128
• Ma formule idéale 113
Les techniques complémentaires 130
4. Obésité athérogène 131
Votre profil 131
Comment caractériser ce type de surcharge ? .. 131
Un peu d'histoire… 131
Témoignage 132
Pourquoi grossit-on ainsi ? 132
Qui est concerné ? 132
Quels sont les risques ? 133
Les solutions… 133
Les grands principes de votre régime 133
Votre journée type 136
Une semaine de menus conçus pour vous 137
Vos recettes personnalisées 140
Votre « programme sport » 142
Vos exercices spécifiques 143
• Exercice 1 143
• Exercice 2 144
• Exercice 3 144
Mon « ordonnance naturelle » 145

• Ma formule idéale 145
Les techniques complémentaires 146
5. Obésité métabolique prédiabétique 147
Votre profil 147
Comment caractériser ce type de surcharge ? 147
Un peu d'histoire... 147
Témoignage 147
Pourquoi grossit-on ainsi ? 148
Qui est concerné ? 148
Quels sont les risques ? 149
Les solutions... 149
Les grands principes de votre régime 149
Votre journée type 151
Une semaine de menus conçus pour vous 152
Vos recettes personnalisées 155
Votre « programme sport » 157
Vos exercices spécifiques 158
• Exercice 1 158
• Exercice 2 159
• Exercice 3 159
Mon « ordonnance naturelle » 160
• Ma formule idéale 160
Les techniques complémentaires 161
6. Surcharge pondérale glutéale (ou culotte de cheval) 162
Votre profil 162
Comment caractériser ce type de surcharge ? 162
Un peu d'histoire... 162
Témoignage 163
Pourquoi grossit-on ainsi ? 163
Qui est concerné ? 163
Quels sont les risques ? 164
Les solutions... 164
Les grands principes de votre régime 164

En pratique ... 165
Votre journée type ... 166
Une semaine de menus conçus pour vous ... 167
Vos recettes personnalisées ... 170
Votre « programme sport » ... 172
Vos exercices spécifiques ... 173
• Exercice 1 ... 173
• Exercice 2 ... 174
• Exercice 3 ... 174
Mon « ordonnance naturelle » ... 174
• Ma formule idéale ... 175
Les techniques complémentaires ... 175
7. Surcharge pondérale héréditaire (culotte de zouave) ... 176
Votre profil ... 176
Comment caractériser ce type de surcharge ? ... 176
Un peu d'histoire... ... 176
Témoignage ... 176
Pourquoi grossit-on ainsi ? ... 177
Qui est concerné ? ... 177
Quels sont les risques ? ... 178
Les solutions... ... 178
Les grands principes de votre régime ... 178
Votre journée type ... 179
Une semaine de menus conçus pour vous ... 180
Vos recettes personnalisées ... 183
Votre « programme sport » ... 185
Vos exercices spécifiques ... 186
• Exercice 1 ... 186
• Exercice 2 ... 187
• Exercice 3 ... 188
Mon « ordonnance naturelle » ... 188
• Ma formule idéale ... 188
Les techniques complémentaires ... 189

8. Surcharge pondérale circulatoire
(bottes veineuse et lymphatique) 190
Votre profil 190
Comment caractériser ce type de surcharge ? .. 190
Un peu d'histoire... 190
Témoignage 191
Pourquoi grossit-on ainsi ? 191
Qui est concerné ? 192
Quels sont les risques ? 192
Les solutions... 192
Les grands principes de votre régime 192
Votre journée type 193
Une semaine de menus conçus pour vous 194
Vos recettes personnalisées 197
Votre « programme sport » 199
Vos exercices spécifiques 200
• Exercice 1 200
• Exercice 2 201
• Exercice 3 202
Mon « ordonnance naturelle » 202
• Ma formule idéale 202
Les techniques complémentaires 203

Chapitre 5 **Vous avez minci, maintenant stabilisez-vous !** 205
Quel poids idéal espérer ? 206
Comment ne pas reprendre de poids ? 207
Mes astuces de pro pour réussir
votre stabilisation 209
Mangez bien, mangez bon et sain ! 209
Bougez, c'est le secret ! 211
Mes conseils selon votre profil 211
1. Surcharge pondérale de suralimentation 211
2. Surcharge pondérale de sédentarité 212

3. Surcharge pondérale abdominale nerveuse .. 212
4. Surcharge pondérale athérogène 212
5. Surcharge pondérale métabolique prédiabétique 212
6. Surcharge pondérale glutéale (culotte de cheval) 212
7. Surcharge pondérale héréditaire (culotte de zouave) 213
8. Surcharge pondérale circulatoire (bottes veineuse et lymphatique) 213

Annexes
Annexe 1 – Teneur en sel des aliments 215
Annexe 2 – Les protéines et les aliments riches en protéines 218
Protéines d'origine animale 219
Protéines d'origine végétale 219
Annexe 3 – Vive les aliments de saison ! 220
Pour les légumes 220
Pour les fruits 223
Annexe 4 – Les modes de cuisson 225
Les cuissons à privilégier 225
Les cuissons à éviter 226

Bibliographie 229

DÉCOUVREZ AUSSI, AUX ÉDITIONS LEDUC.S

Le régime IG métabolique

Pierre Nys

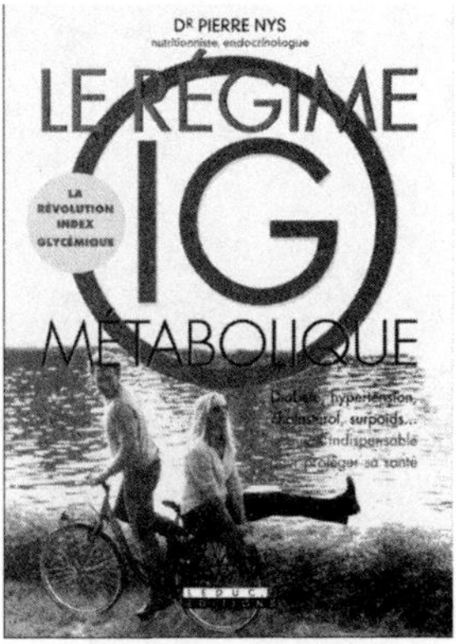

Ce livre nous concerne tous, sans exception. Car nous avons tous un métabolisme ! Il détermine notre silhouette, nos aptitudes cérébrales, notre bien-être, notre longévité.

Il vous est spécialement dédié si vous avez un surpoids (surtout autour du ventre), du diabète, du cholestérol ou une tension trop élevée.

Le Régime IG métabolique a été conçu pour vous aider à contrôler vos hormones, votre poids et vitalité.

Dans ce livre découvrez :

– **Tout ce qu'il faut savoir sur le syndrome métabolique :** qu'est-ce que le métabolisme ? Et le syndrome métabolique ? Quels sont les risques ? Comment inverser la tendance ?

– **Les grands principes** du régime IG métabolique et les aliments à privilégier.

– **15 jours de menus IG métabolique** + des menus sur mesure en cas de diabète, cholestérol…

– **100 recettes IG métabolique,** de l'entrée au dessert, pour se régaler et ne jamais être à court d'idée !

Prix : 16,90 euros

Format : 15 × 21 cm

Pages : 320

ISBN : 978-84899-446-8

Mes petites recettes magiques hyperprotéinées

Anne Dufour et Carole Garnier

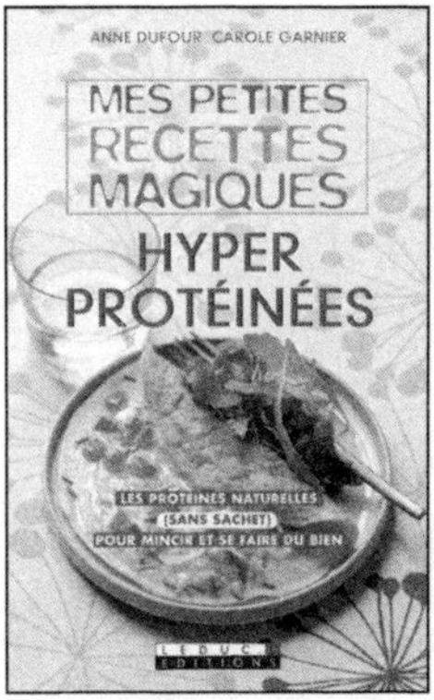

Brûle-graisses, rassasiantes, antifatigue… les protéines sont nos alliés minceur et santé. Grâce à elles, vous gardez la forme, perdez vos kilos en trop tout en évitant la fonte des muscles (ce qui arrive bien souvent lors d'un régime…) et vous n'avez plus faim entre les repas.

Découvrez vite dans ce livre :

– **1 semaine de menus** pour varier les plaisirs et éviter toute lassitude.

– **Les 40 aliments magiques pour des recettes naturellement hyperprotéinées :** viandes, poissons, œufs, crustacés, yaourts, légumineuses, céréales… **et les ingrédients magiques pour les accompagner :** agar-agar, poivrons, herbes aromatiques, ail, tomates…

– **100 recettes hyperprotéinées faciles et originales** de l'entrée au dessert, dont certaines 100 % végétériennes ! Soupe miso, brochettes de dinde marinées, omelette musclor (la photo en couverture), cheese-cake, mousse à la fraise…

– **Et en bonus :** la liste des aliments qui contiennent le plus de protéines.

Prix : 5,90 euros
Format : 11 × 17,8 cm
Pages : 208
ISBN : 978-2-84899-440-6

Achevé d'imprimer en Espagne par
Black Print CPI Iberica S.L.
Gavà (08850)
Dépôt légal : février 2011